中西醫共治免疫疾病，
以科學實證扶正祛邪，
打造不生病體質！

平衡免疫力

顏宏融
中國醫藥大學中醫學院院長
中國醫藥大學附設醫院中西醫結合科主任

張靜慧
資深健康醫療線記者

【合著】

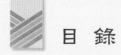

目　錄

【推薦序 1】

中央研究院院士／中國醫藥大學副校長　**王陸海**

中西醫結合共治免疫疾病，未來醫學發展新方向

在當今這個全球充滿挑戰的時代，免疫系統的健康對於每個人都至關重要。面對傳染病、自體免疫疾病和癌症等問題，我們必須不斷尋求更好的解決方案。這就是為什麼中西醫結合治療的重要性變得如此明顯。

中醫藥傳統智慧與現代西醫科學技術的結合，可以說是「East and West Integrated Treatment」。中醫藥擁有悠久的歷史，將中醫藥的醫學知識與現代科學研究相結合，可以為免疫系統疾病的治療提供全新的思路。作為一位從事分子生物學研究長達 52 年的科學家，我深刻體會到中西醫結合在免疫疾病治療中的重要性。我曾參與一項植物成分複方用在肺癌治療的基礎研究，並成功獲得美國 FDA 的核准進入臨床試驗，這一經驗讓我更加堅信中西醫結合的潛力。

台灣的中國醫藥大學一直以來都是中醫藥教育、研究和疾病治療的領先機構。我們擁有最悠久的歷史，並且在 2014 年教育部邁向頂尖大學計畫的支持下成立了「中醫藥研究中心」，2018、2023 年均再獲得教育部的「高教深耕計畫」支持。其中，顏宏融醫師從中醫藥研究中心創立以來一直協助中心研究發展。如今中醫藥研究中心在中醫藥領域的研究成果不僅在國內，甚至在國際上都享有極高的聲譽，中醫、中藥、整合醫學與針灸領域的 SCI 論文數量、品質以及被引用次數位居全國醫學大學首位，並且在世界排名前十名之內。顏宏融醫師連續兩年被史丹佛大學評比為「全球前 2% 頂尖科學家」，這足以證明他在中醫藥研究領域的付出獲得肯定。

過去我曾經主持科技部（現為國科會）的「沙克爾頓計畫」，這個計畫秉持著沙克爾頓到南極探險的精神，探討中西醫結合在癌症研究中的應用。在這個過程中，我看到了顏宏融醫師以中西醫結合的角度，作為一名醫師科學家，積極參與團隊研究，探討醫學上難以解決的癌症免疫問題，他的貢獻對於癌症研究領域具有深遠的意義。

　　顏宏融醫師的學經歷令人印象深刻。他完成了林口長庚醫院中西醫兒科臨床訓練，並接受了美國約翰霍普金斯大學的免疫學研究訓練，兼具中西醫資格。他擅長以科學實證研究驗證中醫智慧，並獲頒兩項 SNQ 國家品質標章及一項國家新創獎。顏宏融醫師還曾受邀至聯合國教科文組織（UNESCO）世界科學文化針灸對話論壇、世界衛生組織（WHO）傳統醫藥協作中心、日本內閣官房專家會議、德國慕尼黑大學等國際場合演講，並在國立新加坡大學醫學系開設中醫選修課程，是國內也是國際上少有的中西醫結合人才。

　　最後，我要強烈推薦顏宏融醫師和張靜慧獨立記者所撰寫的這本《平衡免疫力：中西醫共治免疫疾病，以科學實證扶正祛邪，打造不生病體質！》。這本書不僅從科學實證的角度深入探討，還結合了中西醫學的智慧，使其成為一本既深入淺出、實用易懂，同時又用科學實證佐證的重要著作。它將幫助讀者更能了解免疫系統，並提供實用的指南，以建立和維護一個健康而均衡的免疫系統。

　　願這本書帶來對免疫系統健康的新見解，並為我們的生活和健康帶來積極的影響。我們期待著看到更多關於中西醫結合治療的研究和實踐，這將是未來醫學發展的一個關鍵方向。

【推薦序 2】

林口長庚兒童醫學中心名譽院長／前衛生福利部部長　**林奏延**

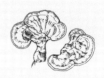

中西醫智慧的融合，建立均衡的免疫力

　　新冠肺炎疫情，在全球迅速蔓延，威脅著人類的生命和健康，讓許多民眾深刻體會到新興感染症的嚴重性。感染症是由各種病原體引起的疾病，包括民眾熟知的細菌、病毒、真菌感染等等，過去幾十年來從事兒童醫療工作，身為感染科醫師，經常面對不同的感染症，例如 1998 年腸病毒大流行，台灣有高達 140 萬名兒童得到手足口症和咽峽炎，總共 405 人併發重症，並且造成 78 名兒童不幸死亡。而 2003 年的 SARS 肆虐，不僅造成醫護人員殉職，台灣也有 346 名確診病例、73 人死亡。特別是 2019 年開始的新冠肺炎疫情，除了找出致病的新冠病毒、公共衛生防疫措施、抗病毒藥的研發，COVID-19 疫苗的迅速研發緊急授權，也適時地起了關鍵作用，幫助人體的免疫系統更好地應對感染症的威脅。

　　人體的免疫系統是我們身體的守護者，負責抵禦這些入侵者，以保護我們免受疾病的侵害。面對這些挑戰，顏宏融醫師結合他在中醫與西醫的專業知識與經驗，不僅在感染免疫，也包括過敏免疫、自體免疫與癌症免疫，提供中西醫共治的觀點，與獨立記者張靜慧小姐共同完成這本《平衡免疫力——中西醫共治免疫疾病，以科學實證扶正祛邪，打造不生病體質！》，是一本融合中西醫智慧、將中醫典籍論述與科學實證佐證並陳，將專業知識深入淺出介紹的好書。

　　顏宏融醫師是一位我一路看著成長的優秀醫師。從西醫小兒科住院醫師訓練、兒童感染科進修、中醫住院醫師訓練、晉升主治醫師、攻讀博士班，再到國外進修歸國，他一直不懈地學習和成長。這 25 年期間，包括

林口長庚紀念醫院15年，再回到他的母校中國醫藥大學10年，我有幸一路見證了顏宏融醫師的成長。

他從住院醫師開始就很認真，在林口長庚小兒科住院醫師訓練期間，對於病患的病情掌握精益求精，也具有小兒科醫師富有愛心與耐心的特質，每天早晚兩次跟我一起查房的時候，回報病患的病情變化，跟師長討論虛心請教、態度謙和有禮，對於其他住院醫師需要幫忙的地方不吝伸出援手，發揮團隊合作精神。他也在住院醫師訓練期間跟我表達有意進實驗室學習，特別是他具有中醫師背景，希望除了完成紮實的小兒科訓練，也能夠學習現代醫學的科學研究方法，驗證中醫的理論，未來將中醫與西醫結合。

當時兒童感染科有一個研究計畫探討中藥對於腸病毒的抑制作用，他也就開啟了實驗室的學習。住院醫師除了白天的臨床訓練，晚上也有好幾天在醫院值班，其他沒有值班的時間，他就經常待在兒童醫院12樓的實驗室裡操作實驗，學習腸病毒的基礎研究。在升上主治醫師的時候，也進入長庚大學臨床醫學研究所博士班就讀，由我擔任他的指導教授。這些臨床訓練與基礎研究經驗，成為他後來專業生涯的奠基。

有鑒於免疫對於感染症的重要性，他之後也申請獲得教育部獎助赴國外頂尖大學研修獎學金與國科會千里馬計畫專案擴增留學獎學金，到美國約翰霍普金斯大學進修免疫學三年，發現一種新的第十七型毒殺型T細胞，對於自體免疫扮演重要的角色，回國後並將這種細胞過繼轉移應用在感染免疫與腫瘤免疫的研究，獲得國家衛生研究院的研究發展獎助，而他是唯一一位以中醫師身分獲得這份獎助的醫師。隨後他也開展了他的研究發展，一轉眼，他已經是中國醫藥大學教授，擔任中國醫藥大學中醫學院院長、附設醫院中西醫結合科主任，並且成為兼具醫學中心中西醫臨床訓練與國外頂尖學術機構科學研究訓練的「中醫師科學家」，成為中西醫兩

種醫學體系的橋樑。

　　我常跟學生說，「當醫師不是在做『生意』，是在替病患『看病』」，身為兒科醫師，看到孩子們從病懨懨恢復到活蹦亂跳的模樣，心裡很歡喜，也感念有這福份。我相信我所教出來的學生——顏宏融醫師，也很珍惜身為醫師能夠照顧病患的福份，細心耐心將病患當自己的家人，思考如何幫助病人，提供給病患最好的建議與治療。

　　當我知道他將所學的中西醫學知識融合，與獨立記者張靜慧小姐一起撰寫這本新書，樂於撰文推薦，相信透過深入淺出、易於理解，而且以科學實證佐證的文筆，能夠為讀者提供實用的知識和方法，透過中西醫智慧的融合，建立均衡的免疫力，衷心期待看到這本書幫助讀者們建立更健康的身心平衡。

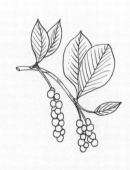

【推薦序 3】

中華民國中醫師公會全國聯合會榮譽理事長／義守大學學士後中醫學系講座教授　**陳旺全**

讓免疫能力維持良好狀態，才是「保健去病」之道

中醫醫學對於各類疾病的抵禦，特別著重在如何讓人體的免疫能力處於一個「最佳」且「穩定」的狀態，也就是中醫醫學常提及的「正氣」。

《黃帝內經》指出，「正氣存內，邪不可干」以及「邪之所湊，其氣必虛」等論點，正是強調人體是一個有機的整體，周身運轉是以「五臟」為核心，再透過「經絡」將「六腑」、「五臟」等全身組織器官進行連結，並在人體運行的過程中，持續讓「生理功能」與「免疫活動」達成平衡狀態。

簡言之，要預防疾病、治療疾病，就必須先維持人體的「正氣」，而所謂的正氣，某種程度上可以解釋成免疫力，而人體的免疫力必須「剛剛好」，不能過強，否則會傷到自身，從而導致自體免疫疾病，例如：類風濕性關節炎、紅斑性狼瘡、僵直性脊椎炎等，但也不能太弱，否則無法對抗病菌。

至於要如何讓人體免疫力「恰如其分」地扮演好「健康衛士」的角色？中醫的「上工治未病」做了最佳的詮釋，而所謂的「治未病」就是現代醫學時常強調的「預防勝於治療」的概念，亦即透過平時的調理，讓人體免疫能力維持良好的狀態，才是真正的「保健去病」之道，至於要如何才能讓預防醫學發揮到極致？全球化的醫學趨勢皆認為，唯有結合中西醫雙方的強項優勢，始能達到最為理想的境界。

顏宏融醫師院長學養豐厚、醫術精湛，兼具中西醫師資格，並完成林口長庚中西醫兒科完整臨床訓練、美國約翰霍普金斯大學醫學院免疫研究訓練，在中國醫藥大學附設醫院擔任醫師科學家期間，戮力推動中西醫結合基礎與臨床實證研究，更結合現代醫學的方法，透過免疫調控研究傳統醫藥，造福無數的民眾與家庭，並獲得各界高度讚揚。

　　如今，顏醫師為嘉惠醫界與民眾，不辭勞苦將自身寶貴的知識與經驗，訴諸筆墨文字予以薪傳，正是著眼於西醫單獨面對諸多疾病時，都有難以突破的瓶頸，但只要讓中醫有介入參與治療的機會，經常就會有神奇的療效發生，這絕對不是偶然，正是結合中西醫療彼此的優點，發揮一加一大於二的效果，為了讓更多人了解中西醫合治的重要性，顏院長特別以其免疫學權威的角度，編纂成《平衡免疫力──中西醫共治免疫疾病，以科學實證扶正祛邪，打造不生病體質！》一書。

　　觀諸該書內容不僅結合中西醫對免疫學理論的精髓，更含括當代預防醫學、精準醫療、中西醫合治等多元主流醫學知識，無論是有心研究的醫者，抑或是各族群的民眾，均能毫無負擔地閱讀與吸收，旺全深信，透過顏宏融院長深入淺出的介紹，讀者可以簡單、易懂、易操作地進行自我保健，維護個人健康，值茲該書付梓前夕，欣喜之餘，爰鄭重推介！

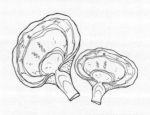

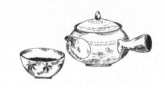

醫學無分中西，救人的方法愈多愈好！

「**醫學無分中西，救人的方法愈多愈好！**」，這是前總統府資政陳立夫先生的名言。我時常想起這一段話，中醫與西醫觀點不同、診斷不同、治療方法不同，如何無分中西，用在同一病患？一直到完成了中西醫臨床訓練與科學研究訓練，我明瞭了，中西與西醫的語言不同，其實都是救人的方法。應用在同一個病患，有時候可以中醫為主，有時候可以西醫為主，有時候可以相輔相成、截長補短，有時候可以有急性與慢性期分別使用中醫或西醫的先後順序，並不相違悖。古老並不代表落伍，融入新思維與現代科學，中醫也可以保有傳統智慧又能夠與時俱進。但中醫與西醫合作，必須要架起溝通的橋樑，能夠懂彼此的語言。

30 幾年前，當我進入中醫學系，選擇了同時學習中西醫這一條路，曾經一度困惑將來到底要當中醫還是西醫，經常聽到中醫的老師說西醫副作用多，而西醫的老師說中醫不科學。因為擔任系刊「新醫潮」主編，以「下一步該怎麼走？」專題報導，寫了一封信給當時學校的董事長陳立夫資政請益，董事長親自用毛筆回信為迷惘的我解惑，寫道：「中藥，經吾祖先恙心研究，用以治十餘億同胞之疾病而有效者，吾人應用現代科學方法予以證實，不可因自己不懂而棄之也。」

「**現代科學方法**」短短 6 個字，確實指出了中醫的發展方向，也是中醫必須面對的挑戰。我們在醫學領域中不應被傳統的中西醫學框架所限制，而應秉持著醫學無分中西的理念，尋求各種治療方法的結合。於是，我選擇了醫師科學家這條漫長的路。

中醫重視「**扶正祛邪**」的觀念，中醫古籍《黃帝內經》說：「正氣存內，邪不可干。」身體的免疫力足夠，不論是外來的細菌、病毒或是腫瘤細胞才沒有機會侵犯身體。針對免疫系統失調引起的疾病，包括感染免疫、發炎免疫、自體免疫與癌症免疫，這些免疫系統的疾病不僅造成病患的不適，也對患者的生活品質造成極大的困擾。臨床的經驗與科學研究也發現，面對免疫系統的疾病，中西醫學的結合治療可以提供更全面的照護，緩解患者的症狀，提高生活質量。中醫學強調身體的整體平衡，尤其關注氣血、陰陽、五臟六腑等的平衡。這種整體觀念有助於中醫師理解免疫系統失調的根本原因，並針對性地調整患者的體質，以調控免疫功能。中藥如黃耆、黨參、枸杞等被廣泛應用於調節免疫系統，減輕炎症，改善患者的症狀。針灸、八段錦、太極拳等療法也可以幫助患者減壓、調控免疫系統。因此，將中醫理論和治療方法納入免疫疾病的治療計畫中，有助於整合治療，截長補短、改善生活品質。

然而，倡議中西醫學在免疫學上的共治治療，並不意味著排斥現代西醫學。西醫在免疫疾病的治療中有著重要的地位。免疫抑制劑和生物製劑等藥物已經在控制免疫系統過度活躍方面取得了很好的控制，例如生物製劑療法用於類風濕性關節炎的治療，或例如癌症免疫細胞療法與對抗免疫檢查點抗體的生物製劑也成為西醫在癌症治療的「扶正祛邪」手段，西醫的先進技術如免疫檢測、實驗室診斷與影像學檢查也幫助醫師確診和監測疾病的進展。因此，在治療免疫疾病時，西醫的現代診斷或治療方法是不可或缺的一部分。

中西醫的結合治療需要多學科的團隊合作。過去在中國醫藥大學附設醫院，透過中西醫合作，我們以「兒童成長發育，中西醫聯手把關」與「中西醫整合照護，全面守護過敏兒」獲得兩項國家品質標章 SNQ 認證標章，在自體免疫治療上也以「提升台灣本土中藥青黛質量應用於自體免疫調

控」獲得國家新創獎，還有許多血液腫瘤科醫師、腎臟科醫師、胸腔內科醫師、復健科醫師、風濕免疫科醫師、兒童過敏免疫科醫師、兒童胸腔內科醫師、兒童心智科醫師、兒童神經內科醫師、內分泌新陳代謝科醫師、皮膚科醫師、大腸直腸外科醫師、乳房外科醫師、神經內外科醫師等等支持這個理念，跟中醫一起組成中西醫合作團隊，一起照護病患。在衛生福利部計畫的支持之下，我們也在中國醫藥大學附設醫院嘗試過由一位中醫師與一位西醫專科醫師在同一診間或隔壁連通的診間共同為病人看診，病患一次掛號，就能同時看診兩位醫師，得到最適當的建議與諮詢，同時醫師會根據病情，開立最合適病患的中藥、西藥或是可以併用的中西藥。臨床上有時候西醫協助診斷、中醫開立中藥，有時候中醫僅有針灸治療、西醫主要開立西藥治療。中西醫師能互相溝通討論，對病患來說，是一種最好的中西醫整合醫學模式。

謝謝獨立記者張靜慧的促成，這本書的出版，得力於她的極力促成與專業的文筆。希望本書的出版也能夠促進台灣有更多中醫師和西醫師的合作，共同討論病患的病史、症狀和檢驗結果，與病患討論，共同制定最適合患者的治療計劃，除了傳統的醫學方法外，營養、運動、心理支持等非藥物治療也應納入綜合治療的考慮。

「醫學無分中西，救人的方法愈多愈好」，希望在免疫疾病的中西醫合作共治，能夠更全面地照護患者，提供多元化的治療選擇，提高患者的生活品質，幫助患者重獲健康。

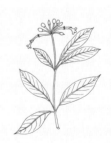

融貫古今與中西，讓古老智慧熠熠發光

還記得 2012 年初夏，我在熱鬧如百貨公司的醫院地下街，第一次訪問顏宏融醫師。儘管環境吵雜，他依舊侃侃而談，分享自己如何融會中西醫，為孩童治療疾病。

顏醫師求學時選擇中西醫雙主修，既是中醫，也受過完整的西醫小兒科專科訓練，兼具中西醫資格，幫助他從多元的角度思考疾病如何生成，對治療疾病極有助益。

他認為中西醫應該互相溝通、了解，也期盼自己扮演橋樑角色。看診時，把脈、聽診器、耳鏡都用上，並用融貫中西醫知識的方式向家長解說，家長把他當成孩子的家庭醫師，看一次診就能得到中西醫諮詢。同時用中西醫觀點解釋疾病，也是本書特色之一。

西醫是實證醫學，治療疾病的方法來自嚴謹的研究結果，但中醫重視經驗，往往被詬病「不科學」、「拿不出證據」。3 年後我再次訪問顏醫師，談的便是如何用現代的研究方法驗證中醫，幫助它科學化、融入西醫主導的醫療體系，更走向世界。本書舉出許多科學實證，說明中醫「真的有效」，甚至一些棘手、難纏的疾病，現有的治療已達極限，加入中醫治療，有機會提升療效。

2019 年，世界衛生組織將中醫傳統醫療納入最新版的《全球醫學綱要》，台灣的衛生福利部近年也開始推動中西醫合作照護計畫，在在說明中醫已是正規、主流醫療的一部分，而非另類醫療。

新冠肺炎肆虐全球超過 3 年，無數生命受苦、逝去，凸顯免疫力的重要。儘管疫情已結束，但不論「戰時」還是平時，免疫系統都是人體抵禦疾病最重要的防線，也與許多疾病相關，從「國民病」過敏到十大死因榜首癌症，都跟免疫力有關，而顏醫師的專長之一正是免疫學。

　　我有幸與顏醫師共同企畫及完成本書，在採訪及撰文時，每每讚嘆中醫的博大精深，同時慶幸台灣有優質的中醫醫療環境與人才，有他這樣的「醫師科學家」，不僅看診，更投入研究，穿梭古今與中西，用現代醫學的方法檢視中醫藥的價值、印證古人的智慧。中醫不再是陪襯，而是醫療體系中重要的一環，這真是民眾的福氣。

　　感謝成就本書的每個因緣。願它的出版，能讓流傳千年的中醫智慧，持續為今人減輕病苦。

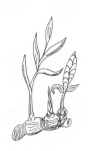

第一單元　全球中醫熱

- ◎ 中西醫共治疾病，成全球趨勢
- ◎ 截長補短，互有優勢
- ◎ 難纏疾病見曙光

1·1 中西醫共治疾病，成全球趨勢

　　誰能相信，一本古老的中醫醫書，竟成為兩千年後諾貝爾醫學獎的推手？

　　研究中藥的生物活性時，通常第一步是拿去泡熱水，就像用熱水泡茶，裡面的成分就會溶出。中國科學家屠呦呦一開始也用加熱來萃取青蒿裡的青蒿素，卻始終不成功，後來重新思考東晉醫學家、道士葛洪編寫的《肘後備急方》中只說「青蒿一握，以水二升漬，絞取汁，盡服之」，並沒有強調用熱水，便改用低溫萃取，終於順利萃取出青蒿素，並開發成抗瘧疾藥物，救命無數，她也因此獲得 2015 年諾貝爾醫學獎。

　　自古中醫長期與疫病對抗，積累了豐富的經驗。2003 年 SARS 肆虐台灣，當時任職署立台北醫院、兼具中西醫師資格的許中華醫師參考古籍中關於瘟疫的治療方式，開了除根湯及宣扶益氣湯供民眾、病人及醫護人員服用，結果署立台北醫院照護近百位 SARS 病人，全院無人因 SARS 而喪命，也沒有傳染；

2019 年以來，新型冠狀病毒肺炎（COVID-19）肆虐全球，中醫也同樣沒有缺席，與西醫合作抗疫，從傳統中醫藥尋找解藥，包括國家中醫藥研究所研發的「台灣清冠一號」、慈濟醫院及慈濟大學的「淨斯本草飲」、中國醫藥大學及附設醫院的「中醫大抗冠方劑」、陽明交大與台北市立聯合醫院中醫院區的「淨冠方」、長庚醫院的「益氣飲」。

》 中醫不僅深入生活，更納入正規醫療體系

中醫藥，是古老文明傳續至今的智慧結晶，也是台灣民眾習於選用之醫療方式之一。根據統計，台灣民眾有 30% 以上使用中醫藥醫療服務，特別是在預防疾病、養生保健及急慢性疾病治療。台灣有 19 家醫學中心，其中已有 16 家設有中醫部門，其他的地區醫院、區域醫院也幾乎都有中醫科，甚至愈來愈多醫院開設中西醫聯合門診。從都會到鄉間，大街小巷幾乎都有中醫診所，中醫早已深入民眾生活。

不僅看中醫方便，中醫師素質整齊也是台灣的優勢。早期中醫師的養成依靠師徒相傳或自修自學，傳承古老的中醫智慧，難免有素質良莠不齊之虞。1966 年位於台中的**中國醫藥學院**成立中醫學系，學生同時修習中西醫學，培養中醫專業人才，開始高等教育學制的中醫養成教育。同時，因應愈來愈多的中醫專業人

才需求，1984 年再成立學士後中醫學系（該校於 2003 年 8 月獲教育部審核通過改名為「中國醫藥大學」）。

1998 年**長庚大學**也成立中西醫雙主修學制的中醫學系，隨後**義守大學、慈濟大學**也相繼開設學士後中醫學系，目前已有 4 所大學設立有中醫學系或學士後中醫學系負責中醫醫學生養成教育。2023 年 8 月，教育部再通過國立陽明交通大學新設中醫學系的申請。

中醫藥臨床服務也已經納入國內的正規醫療保健體系。1996 年，在健保開辦隔年，中醫正式納入健保給付範圍；2011 年中醫師特考功成身退，爾後我國所有新進中醫師都是接受正規醫學教育，畢業後接受國家考試制度認證，依照學制單修中醫取得中醫師執照，或是中西醫雙主修取得中醫師與西醫師執照。

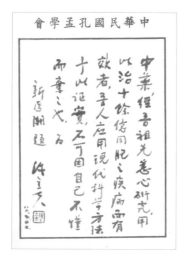

中國醫藥大學前董事長陳立夫倡議「救人的方法愈多愈好」。在我還是醫學生的時候，他親筆寫信勉勵我學習現代科學研究方法證實中藥療效。

衛生福利部中醫藥司也積極推動中醫藥的創新發展、滿足民眾求診中醫治療的需求。2014 年起所有新進中醫師均須接受至少兩年的中醫內科、中醫婦科、中醫兒科、針灸、中醫傷科、中

藥局、西醫急診、西醫一般醫學訓練等臨床訓練，才能擔任中醫醫療機構負責醫師（開業中醫師），並建置中醫臨床技能中心，完善中醫臨床訓練環境，提升中醫師執業素質，提供民眾優質的中醫醫療照護品質，藉完整的教育為中醫的診治品質把關。

≫ 將傳統醫藥整合到醫療照護體系，已成國際共識

歐美與亞洲各國也都非常重視與積極發展傳統醫學。**放眼全球，歐美國家已看到主流醫學的局限，轉而向東方的中醫取經。中醫早已跨出亞洲，成為全球新興的醫學趨勢。**

早在 1996 年，世界衛生組織（WHO）就已認可針灸屬於正式醫療行為，可用於治療 64 種適應症。2002 年世界衛生組織首度發表「2002 ～ 2005 年傳統醫藥及替代醫學全球戰略」，並制定了策略目標，呼籲各國政府應重視傳統醫學發展。世界衛生大會（WHA）呼籲各國政府應把傳統醫藥當作國家綜合衛生體系的一部分，制定國家政策、規章和標準，確保傳統醫藥的安全和有效使用。

2014 年世界衛生組織再發表「2014 ～ 2025 年傳統醫藥全球戰略」，希望全球會員國可將傳統醫藥整合到醫療照護體系，因此美國國家衛生研究院也在 2015 年初，將「國立輔助暨

替代醫療中心（NCCAM）」改名為「國立輔助暨整合醫療中心（NCCIH）」。可以說世界各國普遍有共識在國家衛生政策層面執行推動整合醫療的發展。

2019 年世界衛生組織更將中醫傳統醫療納入最新的《國際疾病編碼（ICD-11）》，自 2022 年開始實施，目前我在中國醫藥大學中醫學院協助衛生福利部在 ICD-11 傳統醫藥編碼的研究，相信未來將會有更多科學實證、臨床研究與中醫藥管理工作受到重視。

≫ 獲 WHO 認可也列入臨床治療選項，中醫不再是另類醫療

世界各國對於中醫藥的熱潮，方興未艾。很多重要的中醫古籍如《黃帝內經》、《傷寒雜病論》都有英譯本；人體穴位有世界通用的英文代碼，跨越語言的隔閡，方便各國醫師溝通。特別是針灸學習上的語言文字障礙較少，應用上也不需使用口服藥物，因此普遍被西方國家接受。

除了 WHO 認可的 64 種適應症，針灸更受到現代西方主流醫學的重視，被納入

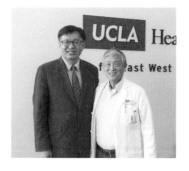

至 UCLA Center for East-West Medicine 參訪演講並與 Ka-Kit Hui 教授合照。

臨床治療指引，如 2007 年美國疼痛學會與美國醫師協會的下背痛臨床治療指引、2009 年英國國立健康與臨床醫學卓越研究院（NICE）的下背痛治療指引、2012 年的頭痛治療指引；美國多家頂尖醫學中心如 Mayo Clinic、MD Anderson Cancer Center、Johns Hopkins Hospital、UCLA Center for East-West Medicine, Memorial Sloan Kettering Cancer Center 皆提供針灸治療。

此外，2014 年美國頂尖的醫院之一俄亥俄州克里夫蘭醫院（Cleveland Clinic）首開先例，不僅提供針灸、推拿，也使用和台灣一樣的科學中藥處方的中醫服務，把中醫藥治療「整合」到醫院的西醫醫療體系、和西醫合作，把中醫藥列入臨床治療選項，不再只是「另類醫療」。

≫ 讓世界知道台灣發展中醫藥的成果

不少國家的大學還開課教針灸或中醫、設立中醫學校，培養中醫人才，全球設置中醫藥或針灸教育學校多達 40 餘國，顯見中醫藥已逐漸受到西方國家認可，甚至列入臨床治療選項。

聯合國教科文組織（UNESCO）於 2010 年將針灸列入世界文化遺產，並在 2018 年 11 月 UNESCO 舉辦世界針灸日，我應邀到法國巴黎 UNESCO 參加大會，並在世界科學文化針灸對話論壇發表專題演講，除了介紹台灣的中醫藥現況，不僅仍保存中

醫藥傳統，也有嚴謹的中醫藥科學研究與針灸臨床試驗成果。我也多次應邀到聯合國世界衛生組織的傳統醫藥協作中心，將台灣中醫藥發展與針灸研究的成果介紹給全世界。

≫ 台灣是外國人心目中最好的中醫學習環境

中國醫藥大學附設醫院針灸科，每年都接受絡繹不絕來自歐美亞洲各國的醫學生來台交流、學習針灸，美國、英國、西班牙、法國、日本、香港、韓國、越南等國的醫學生或臨床醫師，每一年多達 200 多位，甚至有些來台攻讀研究所。中國醫藥大學中醫學院的國際針灸碩士學位學程裡，經常可以聽到說著各種語言的外國人用英文在討論中醫。

從以色列來台灣的馮堂正（Tom Fleischer）中醫師，幾年前來台就讀中醫學系博士班時，是我的博士班研究生，Tom Fleischer 跟著我以及癌症中心的西醫血液腫瘤科醫師，一起在骨髓移植病房幫病患把脈、看診、討論病情，並針對白血病造血幹細胞移植後的病患，給予中藥聖愈湯治療，幫助白血病病患在幹細胞移植後的骨髓免疫細胞重建。

在我的研究團隊，還有來自美國的西醫家庭醫學科醫師、中醫針灸師、來自新加坡的中醫師、來自越南的傳統醫學醫師等，他們都是基於對中醫的熱忱來到台灣學習。

而德國籍的西醫師馬培德（Peter Mayer），在德國取得西醫的醫學博士學位後，因為對於中醫的好奇，舉家來台，到台灣中國醫藥大學就讀中醫研究所碩士班，進一步就讀中國醫藥大學學士後中醫學系，取得台灣的中醫師執照，學會講中文也會講台語，除了在中國醫藥大學任教，也是中國醫藥大學附設醫院中醫部的臨床主治醫師。

　　2021 年開始，我也受邀在新加坡國立大學醫學院醫學系開設全英文選修課程「中醫藥學：從基礎理論到臨床應用」，雖然採視訊教學，仍吸引醫學系學生參與。這些同學都表示希望可以多認識如何結合中醫藥到臨床應用，也希望多瞭解中西醫的互補與整合，未來能夠在行醫的路上對病人更有幫助。

　　台灣的中醫在外國人眼中，不僅保留傳統中醫的內涵與智慧，而且兼修中西醫學，能夠與西醫合作，截長補短，可以說，要學習中醫，沒有一個國家的條件比台灣好。

≫ 古老中醫智慧，禁得起現代科學的驗證

　　這些年來，中醫愈來愈受到矚目，是因為它禁得起現代科學的驗證，愈來愈多研究證實它有療效，而不只是個別醫師的經驗。

　　舉例來說，針灸的奧妙，早期中國大陸的研究發現針灸刺激可以促進體內產生腦內啡（endorphin）分泌達到止痛的效果；

而 2010 年美國羅徹斯特大學（University of Rochester）發表在《自然神經科學（Nature Neuroscience）》的研究也證實，針灸足三里穴位可刺激局部釋放腺苷酸（adenosine），並透過它的接受器傳導訊號達到減輕疼痛的效果。

針灸不僅可以止痛，2014 年紐澤西州立羅格斯大學（Rutgers University）發表在《自然醫學（Nature Medicine）》期刊的研究發現，針灸也可以調控免疫，透過調控神經傳導物質多巴胺（dopamine）減少感染敗血症時產生的細胞激素發炎免疫反應。

哈佛大學（Harvard University）也發現針灸穴位驅動特定自主神經通路的神經解剖學路徑，發表在 2021 年的《自然（Nature）》期刊。台灣中國醫藥大學中醫學院針灸所與國立台灣大學醫學院藥理所的合作研究也發現，針灸內關穴可以透過調控神經胜肽食慾素（orexin）達到止痛作用，並發表在《美國國家科學院院刊（Proceedings of the National Academy of Sciences of the United States of America，PNAS）》。

而近年來《美國醫學會雜誌（The Journal of the American Medical Association; JAMA）》及其系列期刊也陸續刊登幾個大型針灸臨床試驗成果，包括針灸緩解化療藥物治療後導致關節疼痛、針灸緩解化療藥物造成的周邊神經病變、針灸改善壓力性尿失禁、針灸改善慢性穩定性心絞痛等，都提供科學驗證，證實傳統中醫的古老智慧。

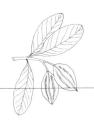

截長補短，互有優勢

1 · 2

≫ 西醫精通人體結構，中醫重視全人健康

中西醫各有所長，思考邏輯迥然不同。如果把人體比作植物，西醫會很仔細觀察植物本身，細微的結構都研究得一清二楚，但較不擅長處理不確定或看不到的部分；而中醫重視整體，植物周遭的環境，比如泥土的養分、陽光、水分夠不夠、天氣變化、有無蟲害等，各種條件是否處在平衡狀態，都影響植物的健康，中醫都會關心，從中找到可著力之處。

應用到醫學，西醫的強項之一便是能夠針對疾病的病變一目瞭然，小到基因、細菌、病毒、細胞，大到組織與器官，整個人體結構都一清二楚。而醫事檢驗、生化檢測、放射影像等診斷儀器設備上的發展，使得西醫可以透過血液、尿液、影像等各種檢查做精確的診斷，甚至基因定序等分子醫學的進步，也促成了西醫結合個人化醫療的概念。

這幾年西醫也開始強調精準醫療，以往西醫的臨床治療，針對相同疾病給予相同治療方案（「辨病治療」），但是中醫認為，每個人的體質不同，臨床表現與預後不同，所需要的治療應該不同。

2015 年美國總統歐巴馬提出「精準醫療倡議（Precision Medicine Initiatives，PMI）」，從基因體醫學的進展中發現人體基因不同，會影響每個人的疾病表現與對藥物反應。根據這樣的概念，西醫也不再只是「辨病治療」，「精準醫療」的倡議，就是依基因檢測結果，進行精準診斷、預測疾病風險，採用合適的治療方案或預防措施，量身打造「個人化醫療」。

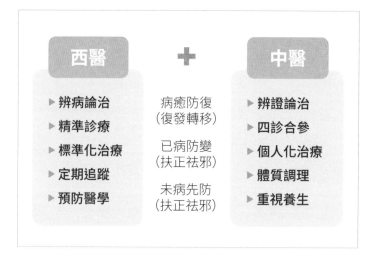

西醫	+	中醫
▶ 辨病論治	病癒防復 （復發轉移）	▶ 辨證論治
▶ 精準診療		▶ 四診合參
▶ 標準化治療	已病防變 （扶正袪邪）	▶ 個人化治療
▶ 定期追蹤		▶ 體質調理
▶ 預防醫學	未病先防 （扶正袪邪）	▶ 重視養生

中西醫各有優點，如果能合作，不僅能袪除疾病以及身體結構與功能上的病變，也能夠考慮到病患的體質、環境因素與飲食作息，做到未病先防、已病防變、病癒防復，更加面面俱到。

≫ 四診合參，重視個人化醫療與養生調理

2015 年美國國家衛生研究院將「國立輔助暨替代醫療中心」改名為「國立輔助暨整合醫療中心」，反映現代醫療更注重「個人化醫療」與「整合醫學」。

而這樣的趨勢，正是中醫在千年累積的智慧裡所強調的。中醫強調個人體質不同，生病的原因也各異，包括外來氣候與環境等因素（外因）、內在體質與情志等因素（內因）與飲食、勞倦、外傷等因素（不內外因），透過望、聞、問、切這四種診斷方式（四診），綜合辨別一個疾病，可以分成幾種不同亞型的臨床表現（「證型」），不同的表現證型應該使用不同的治療方式（「辨證論治」），透過四診合參，採用「個人化醫療」，並且在平時就要留意預防疾病，注重根據每個人不同的體質採取不同的養生方式。

中醫的強項之一，正是透過養生的觀念，能夠在疾病未發之前，配合自然環境、居住環境、社會環境，透過飲食作息、養生氣功等調理，維持健康狀態。

許多科學研究發現，**太極拳、八段錦有益心肺功能與免疫功能**。在疾病尚未發病前的亞健康狀態，身心開始出現一些不適的症狀，例如肌肉痠痛、疲倦、手腳冰冷、頭暈、解便習慣改變、睡眠品質差、情緒低落或焦慮等，這個階段，雖然檢查檢驗可能還沒有出現異常，但是這可能是未來患病的警訊，中醫在辨別這些細微的

身心變化上，經常能夠結合體質調理，發揮未病先防的作用。當然西醫也能夠透過健康檢查早期發現、早期治療疾病，但是如果能夠配合中醫養生，將更有助維護健康。

▶ 辨證論治找病因、區分證型，選擇針灸或用藥靠臨床經驗

另外，中醫透過辨證論治，將病患臨床疾病的表現分成不同的亞型，例如咳嗽在西醫經常使用止咳藥，而中醫從病因區分是「外感咳嗽」還是「內傷咳嗽」，進一步還需要辨別是寒性的咳嗽（冷咳，台語「冷嗽」）、熱性的咳嗽（熱咳，台語「熱嗽」）或是無痰的燥咳（乾咳，台語「乾嗽」），進一步細分不同表現，可能是外感風寒、外感風熱、痰濕咳嗽、痰熱咳嗽、氣虛咳嗽、陰虛咳嗽等證型，再考量病患居住環境、氣候、飲食、體質等各種因素，給予病患適當的處置。中醫師的養成訓練過程，訓練的是這樣的邏輯思辨，這樣的訓練有其一套邏輯思路，但是往往也需要依靠臨床經驗的累積。

而中醫的治療選項，包括「**一針二灸三用藥**」。針刺與灸療因為不需要使用到藥物，簡便易得，是中醫一個特別的治療選擇。有些急症使用針灸能夠把握時效，例如中醫古籍《針灸聚英》記載在陽氣虛脫、神智昏厥時，可以在啞門、勞宮、三陰交、湧泉、太

溪、中脘、環跳、足三里、合谷這九個穴位上針刺或按摩刺激，能夠達到回陽救逆的作用。臨床上許多昏迷的病患，透過強刺激一些穴道例如人中、合谷、膻中穴，往往也能夠喚醒病患甦醒意識。

≫ 9 大急症，中醫介入有效

針灸也特別適用在痛症，往往效果立即而且顯著。我們研究團隊發表在《PLoS ONE》與《BMC Complementary and Alternative Medicine》國際期刊的研究，台灣成人與兒童針灸的使用率大約是 10% 與 5%，而不論成人或兒童，其中最常見的針灸就診原因就是受傷與肌肉關節系統疾病，往往引起疼痛。

許多人可能還有印象，奧運游泳名將「飛魚」費爾普斯（Michael Phelps），透過拔罐緩解運動後緊繃的肌肉痠痛；這幾年運動競技場邊的運動防護醫療團隊，也經常看到中醫師加入，備齊各種針灸、雷射針灸、拔罐設備在第一線進行治療。

因此全民健保自 2018 年開始新增「中醫急症處置計畫」，其目的在針對急診常見病症，藉由中醫介入處置，減輕急診壅塞，減少病患反覆進出急診或滯留在急診觀察區。急診常見且**中醫介入有療效的 9 大適應症包括：眩暈、急腹症／腸阻塞、胸悶／胸痛／心悸、軟組織疼痛、經痛、偏頭痛、癌症疼痛、骨骼和關節相關痛症、中風**，可以透過會診中醫共同治療，目前國內幾

個大型醫學中心，例如中國醫藥大學附設醫院、彰化基督教醫院、台北馬偕紀念醫院和花蓮慈濟醫院等，都有這樣的急診會診中醫的臨床服務。

≫ 西醫手術治療與用藥突飛猛進

然而中醫也有其弱項。比如西醫在無菌設備與手術器械的發展上突飛猛進，許多過去中醫古籍裡提到的中醫外科治療方式，例如華佗為關公刮骨療毒，雖然創時代之先，但是現代西醫手術已經遠超越古代中醫外科所傳承的技術。

例如心臟外科手術使用到葉克膜（體外膜氧合，Extracorporeal Membrane Oxygenation，ECMO）、心導管手術、器官移植手術、腫瘤切除手術、人工關節手術、達文西機器人手術等等，在人體結構上的治療已超越古人。

此外，西醫的臨床治療藥物藥理作用標的明確，從抗組織胺阻斷過敏物質的釋放到氣管擴張劑減緩氣喘喘鳴，都是西藥小分子化合物的明確作用。或者腦中風急症，雖然中醫對於屬於閉證且有熱象的中風昏迷在指尖的十宣穴放血，但是急性缺血性腦中風使用西藥的血栓溶解劑效果快，黃金 3 小時內溶解引發中風的血栓，可以提高 33% 復原的機會，而腦中風病患在西醫治療穩定、病人脫離急性期後，中醫參與輔助治療則有益病患復原。

有些藥物的給藥方式，例如靜脈點滴滴注的發明，透過腸道外營養的補充方式，也讓腸胃炎上吐下瀉、全身虛脫的病患可以及早接受點滴補充營養，中醫就沒有這樣的處置。這些都是中醫發展相對於西醫比較不足的地方。

≫ 望聞問切了解全面健康，補西醫檢查的不足

中醫雖沒有那麼了解人體結構，但重視整體的「人」，認為疾病源自於人體小宇宙和大環境失衡，治病的關鍵在於調理體質，回復平衡狀態，因此不會只單看器官、症狀，**看診時透過望、聞、問、切「四診合參」，了解病人整體的健康狀況。**

臨床上偶爾有病患一進門診就要考醫師，手伸出來讓醫師把脈，想要探知身體有什麼疾病；又或者有些中醫師過於強調把脈，單憑把脈斷定疾病。其實中醫古籍《難經》提到「望而知之謂之神，聞而知之謂之聖，問而知之謂之工，切脈而知之謂之巧。」這裡「切診」包括「脈診」，其實懂得把脈還只是中醫診斷的技「巧」而已。

好的中醫師需要具有敏銳的觀察能力，見微知著、診視病患、傾聽病患、檢查病患，透過綜合分析，把所見所得與中醫理論連結起來，4 種診法也沒有高下之分，重點還是要四診合參，綜合判斷：

望　聞　問　切

望

望診包括觀察病患的神、色、形、態，透過眼睛觀察，從病患的外觀、顏面氣色、表情、精神、體態等，了解其五臟六腑的變化，因為人體內外合一，內臟有病變就會反映到體表。

舉例來說，黃疸的病患經常膚色變黃、睡眠不足的人經常兩顴泛紅、腎病的病患經常膚色暗沈，體態肥胖的病患經常是痰濕體質、體型瘦弱的經常是脾胃虛弱，皮膚乾燥搔癢經常是血虛風燥，這些都是見微知著的線索。而中醫更可以透過舌診的望診觀察，從外顯的症狀找出內在五臟六腑的關聯。

舌診是中醫診斷裡特別的一環，包括舌體、舌質、舌苔的觀察，正常人的舌體不腫脹不瘦瘠、大小適中，舌質顏色淡紅，舌苔薄白。一旦生病了，或因血液循環改變、或因發炎熾盛，都反映在舌診上。比如感冒發燒的時候，中醫歸屬於外感風熱的證型，病患經常舌質顏色偏紅，舌苔偏黃；而經常疲倦、體力不足、抵抗力差的人，中醫歸屬於氣虛的證型，病患經常舌體較為癱軟，舌體上經常有牙齒痕跡印上舌體邊緣，形成齒痕；有些身體發炎或是自體免疫的患者，中醫歸屬於濕熱的證型，舌質偏

紅，舌苔往往又黃又厚；而許多循環較差的癌症病患，中醫歸屬於血瘀的證型，舌質上經常出現暗紫的瘀斑。

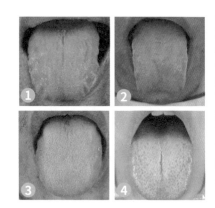

不同病態的舌診表現。❶ 氣虛：舌側齒痕較多；❷ 陰虛：舌面舌苔減少，舌體瘦癟；❸ 痰濕：舌面舌苔白厚膩，舌體胖大；❹ 濕熱：舌面舌苔黃膩。

聞

　　聞診包括聽病患講話的語音、咳嗽、痰音、呼吸音等聲音，聞病患口中、身上甚至病房內有無異味，這些聲音或氣味反應出五臟六腑的生理活動和病理變化，可以用來辨別疾病的寒熱虛實。

　　舉例來說，抵抗力差、經常生病的病患，中醫多歸屬於虛證，講起話來經常語音低微，有氣無力；而末期腎病的病患因為尿毒累積，中醫多歸屬於腎虛，呼出的氣體經常帶有氨氣味。

問

　　不論中醫或西醫，問診都是醫師透過探詢病史，蒐集相關資料、了解病情的重要步驟，系統性地透過詢問患者病症發生的部位、性質、數量、發作情形、誘發因子、惡化因子、緩解因子以及伴隨症狀，再加上家族史、個人病史、藥物史等，可以協助醫師進行診斷。

明朝《景岳全書》總結中醫問診為「十問歌」，透過這十問來收集資訊，進行辨證分析。

　　「一問寒熱二問汗，三問頭身四問便，五問飲食六胸腹，七聾八渴俱當辨，九問舊病十問因，再兼服藥參機變，婦女尤必問經期，遲速閉崩皆可見，更添片語告兒科，天花麻疹全占驗。」

　　舉例來說，寒性證型的氣喘患者往往畏風怕冷，秋冬天氣轉涼症狀加重；熱性證型的乾燥症病患往往口乾舌燥，喝水後可以緩解。

切

　　包括脈診把脈與其他身體部位的按診檢查。「切」放在四診最後，目的在確認，就像西醫用各種檢查來確認疾病，才會得到可靠的診斷。把脈是診察疾病重要的一環，透過醫者的手進行觸、摸、按壓進行診斷。

　　中醫脈診如果從西晉王叔和《脈經》的 24 種脈象，到明朝李時珍《瀕湖脈學》的 27 種脈象，再到明朝李士材的《診家正眼》再補充一種脈象，基本上可以把脈分為 28 種脈象「浮、沉、遲、數、滑、澀、虛、實、長、短、洪、微、緊、緩、芤、弦、革、牢、濡、弱、散、細、伏、動、促、結、代、疾」。而中醫師把脈，依照食指、中指、無名指佈指在手部橈動脈處分為寸、關、尺 3 個部位，再從脈象位置的深淺、速度的快慢、形狀的大

小、勢能的盛衰，綜合判斷疾病的類別、病位、病勢、屬性、正氣與邪氣的盛衰。

中醫四診是古代中醫在沒有儀器設備的時候，透過臟腑與體表外顯症狀的聯繫，取得豐富而細微的資訊，不僅見微知著，也可以補西醫檢查的不足。比如慢性胃炎的病患，經由中醫師診斷分成胃寒與胃熱，胃寒證的病患胃痛遇寒加重、不口渴，熱敷或按壓胃部可以緩解疼痛、舌質偏淡、舌苔白膩；胃熱證的病患胃痛伴隨灼熱感，口臭、牙齦腫痛、口舌生瘡、舌質偏紅、舌苔黃膩。

2012 年發表在《科學報導（Scientific Reports）》的研究發現，中醫辨證分型的熱證與寒證的胃炎患者，舌苔刮除下來後，經由次世代基因定序分析微生物菌相，可以觀察到明顯的不同，這也說明中醫依照不同舌象辨別病患的證型確有依據。

而 2015 年發表在《輔助醫學療法（Complementary Therapies in Medicine）》的研究，透過台灣研發的數位化舌診影像分析儀，發現第一期乳癌的病患在舌診已經出現跟健康人顯著不一樣的舌診變化，癌症不會突然發生，而是日積月累的結果，搭配中醫舌診影像分析，將有助於早期診斷。

在中國醫藥大學，也將脈診透過現代化的脈診儀，把脈搏動的波型記錄下來，轉換成類似心電圖的圖像，再比對資料庫，透過大數據的資料，分析可能的疾病，中醫的四診合參，現在也有

數位化的儀器設備輔助中醫師診斷，減少因為中醫師臨床經驗的多寡而影響判斷。

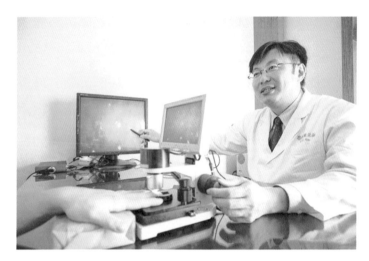

中醫也可以透過現代化的脈診、舌診、甲皺微循環等儀器輔助診斷。

從「四診合參」可以明白病人整體的變化，中醫稱之為**陰陽**（疾病的類別）、**表裡**（疾病的病位與病勢的深淺）、**寒熱**（疾病的屬性）、**虛實**（正氣與邪氣的盛衰），根據這八個綱領（陰陽、表裡、寒熱、虛實）與證候的分類，中醫再進行「**辨證論治**」，也就是會依照個別病人的體質及生理狀況，給予不同的治療方式。

比如兩個病人同樣是感冒，都流鼻水、咳嗽，但兩人的體質不同，用藥就不同，比如偏實的人適合用麻黃湯發汗，感冒就好轉了，但偏虛者不宜發汗，會改用參蘇飲（含人參）來補氣；女性如果在月經期，就不能開太寒涼的藥。如果看西醫，兩人拿的

藥可能是一樣的。甚至，同一人在不同季節咳嗽，用藥也不同，夏天潮濕，會加祛濕的藥，例如陳皮、半夏，秋天乾燥，會加潤燥的藥，例如麥門冬、沙參。

≫ 中醫用藥細膩

中醫在用藥方面更加細膩。比如古代《神農本草經》將 365 種中藥分成 3 品：

上品

養生為主，多服、久服不傷身。如人參、黃耆、杜仲、枸杞、大棗等。

中品

依照患者體質選用，有些無毒，有些有毒，應該要斟酌使用。如麻黃、當歸、芍藥、黃芩、百合等。

下品

通常用於治療特定疾病，較有毒性，不宜久服，如附子、大黃、半夏、巴豆、水蛭等。

這樣簡單的分類是比較原始的，現在也不一定全部適用。現在中醫普遍將中藥依照其性味、歸經、功效、主治進行分類。藥性可以分成寒熱溫涼、藥味可以分成酸苦甘辛鹹，歸經中藥對某些臟腑經絡的選擇性作用。

比如經常用在補氣的黃耆，藥性微溫，藥味甘，進入體內作用歸屬於脾經與肺經兩條經絡的循行部位，功效能夠補氣升陽、益衛固表、利水消腫、托瘡生肌，主治用於脾胃氣虛、中氣下陷、肺氣虛、表虛自汗、氣虛外感、氣虛浮腫等證型。

而中藥的組合，形成了方劑，這是中醫用藥非常細緻之處，**中醫師開立的中藥處方很少只用單味藥，大多組成複方配伍。**這一個配伍的原則，是根據中醫古籍《黃帝內經》也提出的中藥處方原則「君臣佐使」：

君

針對主要疾病或症狀的藥物，藥力最強，往往也用量較多。

臣

輔助君藥加強治療主要疾病或症狀的藥物，也可以是針對兼病或兼證治療的藥物。

佐

協助君臣藥加強治療作用，或直接治療次要的兼證，又或者消除、減緩君臣藥的毒性和烈性。藥力小，用量輕。

使

能夠像個使節一樣的藥引，作為引經藥，將處方中的藥物引導到達治療的部位，也能夠調和所有藥物的作用。藥力較小，用量更輕。

舉例來說，宋朝《太平惠民和劑局方》將「四物湯」用在婦科疾病，四物湯裡的「君」藥是當歸，可以補血和活血，「臣」藥是熟地黃，可以滋陰補血，「佐」藥用白芍，歸肝經補血，可以柔肝養血，再加上

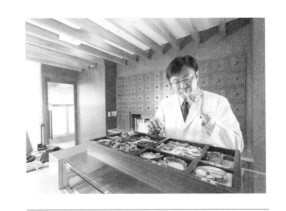

中藥分上中下三品

「使」藥用川芎，能夠行氣活血，作為輔助藥，綜合四味藥的作用，補血養陰又能夠行氣活血，是一個能夠補養又不會滋膩的經典處方。

≫ 西藥著重對抗病症，中藥擅長調理

相對於西醫有許多對抗的療法，例如抗生素、消炎藥、化療藥物，中醫較重視調理、調補，例如前面提到的四物湯就是補血的處方。

除了補血，補氣更是中醫獨到的治病關鍵。「氣」是指體內的動能、推動力，某種程度也可以視為免疫力，如果哪個部位的氣阻塞或虛弱，就可能成為發病的原因。補氣藥物可以幫助氣血暢旺，帶動整體循環，當元氣充沛，整個人就有精神、不易生病。比如原本一爬樓梯就很喘，吃點調補藥物補氣，就不會那麼容易喘了；或者感冒一、兩個月沒好，藉中藥調補元氣，就好轉了。

在感冒急性期，如果是氣虛體質或是勞累導致感冒的病患，中醫稱為氣虛外感，除了使用紫蘇葉、葛根、前胡、陳皮、枳殼、桔梗這類中藥解表散寒，也會加上人參益氣扶正，使身體機能提升，不一定都要用進攻或對抗的方式。而小孩子風寒感冒，因為元氣未充，抗病力弱，也會補氣藥與解表藥併用，例如人參敗毒散。祛邪固然重要，中醫也經常考慮如何扶正，使身體的機能、甚至免疫力得到適當的提升。

1.3 難纏疾病見曙光

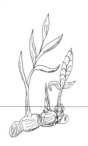

》中醫擅長內分泌、免疫與神經系統疾病

內分泌代謝疾病

比如荷爾蒙失調、月經失調、更年期症候群、甲狀腺炎、肥胖等。

許多婦女應該有這樣的經驗，月經週期不規則的時候，使用中藥調理可以讓經期規則，或是月經來痛經不適，喝點紅糖薑湯或是中藥治療可以緩解疼痛，而產後調理使用補氣養血的中藥，可以讓身體機能恢復。

過去由台大王榮德教授主持的多中心隨機雙盲臨床試驗，發表在《替代醫學和補充醫學雜誌（Journal of Alternative and Complementary Medicine）》的研究也發現，使用科學中藥加味逍遙散、知柏地黃丸、香砂六君子湯複方合方 12 週，可以有效

緩解更年期不適的症狀。甚至許多跟自體免疫有關的內分泌系統異常，例如自體免疫甲狀腺炎，也可以透過中藥調理。

免疫發炎疾病

比如本書談到的過敏免疫、風濕免疫、癌症免疫、感染免疫、慢性發炎等。

中醫重視「扶正祛邪」。古籍《黃帝內經》說：「正氣存內，邪不可干。」身體的免疫力足夠，不論是外來的細菌、病毒或是腫瘤細胞才沒有機會侵犯身體。

免疫力像翹翹板，太過或不及都不好，免疫力太過，容易造成風濕免疫疾病，免疫力不足又經常容易感染，甚至無法消滅細菌、病毒或腫瘤細胞，只有維持相對平衡，才能夠讓身體維持恰到好處的免疫力。

西醫在抗發炎的對抗療法上有許多發現，例如類固醇、消炎藥。中藥也有許多清熱解毒的中藥，例如從中藥青蒿萃取分離的青蒿素，可以對抗瘧疾感染；而中醫有更多增強免疫的補益類中藥，例如黃耆、靈芝、山藥、茯苓、枸杞等。

我的研究團隊於 2020 年發表在《免疫學前沿（Frontiers in Immunology）》國際期刊的基礎免疫研究發現，合併使用胜肽疫苗與中藥白花蛇舌草萃取物，能夠提升抗癌免疫力；中國醫藥

大學附設醫院與長庚紀念醫院過去使用中藥青黛製成的藥膏，用在自體免疫疾病乾癬，也發現能夠有效改善乾癬的症狀，且能調降發炎細胞激素的產生，並發表臨床試驗於多篇國際期刊。而國內生技製藥藥廠也研發萃取中藥黃耆多醣體，發現黃耆多醣體能夠改善「癌因性疲憊症」，許多中藥富含多醣體，例如黃耆、靈芝、茯苓等，都具有免疫調節的作用。

神經精神疾病

比如疼痛、腦血管疾病後遺症、肌肉關節疾病、失智症、憂鬱症、睡眠障礙、妥瑞氏症、焦慮、恐慌等。

許多疼痛的病患經常依賴止痛藥或肌肉鬆弛劑，如果是顯而易見的筋骨錯位，透過中醫傷科的調整，矯正回來通常可以緩解；又或者是筋膜緊繃或神經發炎，透過針灸的穴位刺激，往往立即見效。這些針灸止痛的機轉除了前面提到過去發表在《自然神經科學（Nature Neuroscience）》、《美國國家科學院院刊（Proceedings of the National Academy of Sciences of the United States of America，PNAS）》等國際期刊的機轉研究，也在臨床試驗裡被證實能有效緩解疼痛。

還有些病患被診斷為自律神經失調，胸悶、心悸、頭痛、頭暈、焦慮、緊張、肌肉緊繃、消化障礙、失眠等全身症狀，通常

安排了很多的臨床檢查，如心電圖、X 光檢查都沒問題，也找不到異常的生化指標，只能一個症狀給一種西藥藥物。

像這樣的神經系統疾病，其實中醫透過整體的四診合參診斷，給予中藥處方或是針刺穴位來調暢氣機，特別是針灸擅長對於神經系統的調控，當自律神經系統平衡了，中醫形容讓全身的氣疏通了、血液循環順暢了，往往能夠見效。

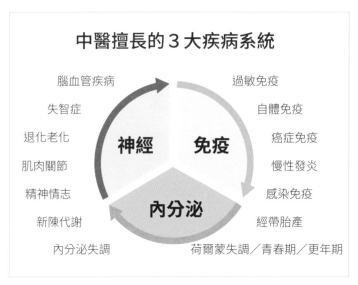

中醫擅長的 3 大疾病系統包括免疫發炎疾病、內分泌代謝疾病、神經精神疾病，經由中醫治療調理，往往有不錯的效果。

≫ 整合中西醫優勢，提升療效

然而，不僅是以上 3 大類疾病，自古至今，中醫在各種疾病都累積許多傳統的智慧與經驗，有些仍具優勢，有些則是有盲點；反之西醫突飛猛進，有優點也有缺點。

在這個強調整合醫學的年代，不論中醫或西醫，面對的是同一個病人，中醫必須思考如何整合進入現有以西醫為主導的照護體系，優先選擇重要、棘手、帶來長期困擾的疾病與西醫合作、互補。

全台灣 19 家醫學中心已經有 16 家有中醫部門，民眾如果有風濕過敏免疫疾病、癌因性疲憊、化療後遺症、憂鬱、失眠、慢性疼痛、荷爾蒙失調、安胎、不孕、慢性腎病、甚至有些急症、痛症等，在西醫不足之處，由中醫來填滿，讓病人受益，當中西醫各自發揮所長，共治疾病，便有機會提升療效。

以氣喘為例，因為中醫在藥物劑型發展上較為受限，急性發作期可以在急診使用噴霧劑型的氣管擴張藥物，很快就可以緩解氣喘喘鳴；之後到門診接受過敏原檢測，更能夠精準地了解自己是否對塵蟎、食物或環境過敏原過敏，透過精準的檢查檢驗後，生活中就可盡量避免這些過敏原；進入緩解期，許多病人擔心類固醇的副作用，使用中藥調理，一樣也能夠達到減少復發的機率。過去美國紐約西奈山伊坎醫學院（Icahn School of Medicine at Mount Sinai）發表於《過敏及臨床免疫學期刊（The Journal of Allergy and Clinical Immunology）》的研究就發現，以靈芝、苦參、甘草組成的中藥複方，可以緩解成人中重度持續性氣喘並且改善免疫功能。

中國醫藥大學附設醫院與林口長庚紀念醫院也分別發現，中藥複方加味麥門冬湯併用六味地黃丸合方與中藥複方定喘湯，分別都對兒童氣喘有效而且改善肺功能，已發表在《植物療法研究（Phytotherapy Research）》與《小兒過敏與免疫學（Pediatric Allergy and Immunology）》國際期刊。

現在全民健保也把小兒氣喘納入中醫「特定疾病門診加強照護」，提供兒童氣喘病患整合治療，包括中藥治療、穴位敷貼、氣霧吸入、穴位推拿按摩等治療方式與中醫衛教，定期評估氣喘症狀，以期達到中西共治，提高療效、減少復發。

甚至牙科也可以整合中醫共同治療，有些人牙齒咬合很深，矯正牙齒時很不舒服，可用針灸幫助牙關鬆開，再裝矯正器就比較容易，矯正過程中也用針灸減輕疼痛；而有些顳顎關節炎（台語「落下頦」）的病患，使用雷射針灸或是針灸治療也有幫助。

≫ 中醫及早介入，有機會延後或避免洗腎

此外，國人常見的腎臟病，在惡化到洗腎前有一段治療空窗期，除了定期驗血、驗尿監測腎功能，沒有其他特別的治療，病人終究走向洗腎的命運，然而如果中醫能及早以藥物、針灸治療，病人其實有機會延後或避免洗腎。

台灣腎臟醫學會榮譽理事長黃尚志教授於 2015 年發表在《腎臟國際（Kidney International）》醫學期刊的研究發現，透過中西醫合治併用科學中藥治療慢性腎臟病，可以減少將近六成的末期腎病洗腎風險。過去我們也在中國醫藥大學跟西醫腎臟科合作，進行慢性腎臟病中西醫合作日間照護，印象深刻的是一位病患因為腎功能改善而不必洗腎，他本來都交代好女兒，打算安排下半輩子的洗腎人生了，想不到可以免於這樣的恐懼。

而文獻上也有多篇研究論文顯示慢性腎病患者合併使用中藥的好處有：減緩腎病惡化，延緩洗腎時程，降低死亡風險，增加長期存活率，改善蛋白尿、水腫、貧血、皮膚搔癢，也改善睡眠品質、疼痛等。現在全民健保也提供「中醫慢性腎臟病門診加強照護計畫」，針對慢性腎病第二期到第五期的患者提供中西醫合治的選擇。

≫ 中醫不是慢郎中，針灸治療速見效

很多民眾對中醫治病的印象是「慢郎中」，吃中藥很久才會見效。事實上，中醫並不只擅長慢性調理，如耳鳴、暈眩、疼痛發作，針灸的效果往往很快。

例如前面提到的全民健保「中醫急症處置計畫」，就是希望透過中西共治這類病症，藉由中醫介入處置，減輕急診壅塞，減

少病患反覆進出急診或滯留在急診觀察區。

　　而針灸對於腦血管疾病（中風）、顱腦損傷、脊髓損傷的復健，更早就受到肯定，全民健保針對這些神經系統疾病包括中風、顱腦或脊髓損傷的病患，提供「西醫住院病患中醫特定疾病輔助醫療」，自診斷日起 6 個月內的這類疾病住院病患可以會診中醫針灸治療，出院後也可以在診斷日起兩年內接受門診的加強照護。

　　中國醫藥大學附設醫院腦中風中心也早在 2007 年成立的時候就結合了神經內科、神經外科部、精神科、急診部、放射線部、復健部、心臟科等西醫科部與中醫部一起參與共同治療腦中風病患，並且發現接受中西醫結合治療的患者明顯改善，如果是臨床表現屬於美國國衛院腦中風評估表（NIH Stroke Scale）極嚴重病人（>25 分），合併中醫治療可以降低分數 6 至 8 分，這項服務也獲得生策會 SNQ 國家品質標章認證。

　　我過去發表在 2016 年《民族藥理學雜誌（Journal of Eth-nopharmacology）》國際期刊的研究也發現，中醫師經常開立補陽還五湯治療腦中風患者的後遺症，而不論是缺血性或是出血性腦中風患者，合併使用中藥治療，可以減少患者五成六的死亡風險。

截長補短、未病先防、已病防復

中西合治：增加療效、緩解副作用、減少後遺症

健康檢查	早期診斷	手術藥物辨病治療	復健長照早期診斷	健康檢查
健康	**亞健康**	**疾病**	**復發**	**健康**
中醫養生	體質調理	辨證論治一針二灸三用藥	體質調理減少後遺症	中醫養生

≫ 中西醫合作，減少癌症病患三成死亡率

復發是癌症病人心中的陰影，即使現在控制得不錯，也還是擔心不知何時復發，中醫在這部分也可著力。

西醫治癌常以「攻」為原則，比如化療、放療、標靶治療，目的都是殺死癌細胞。中醫也有主攻的藥，但也強調「守」、「補」，也就是強化免疫力，以調理脾胃、補氣活血等方式，補強在治療過程中身體受的損傷，恢復元氣，「扶正」才能「祛邪」，不讓癌細胞坐大。中醫不只希望治標，也希望固本，標本兼治。

中醫強調「扶正祛邪」由來已久，這幾年西醫的醫學研究趨

勢也發現提升免疫的重要，2018 年的諾貝爾醫學獎頒發給美國詹姆斯艾利森（James Allison）與日本本庶佑（Tasuku Honjo）兩位教授，他們的發現促成了癌症免疫療法，活化人體的免疫細胞（「扶正」），進一步攻擊腫瘤細胞（「祛邪」），對癌症病人來說是一大福音。

而根據我的研究團隊 2018 年發表於《整合癌症治療（Integrative Cancer Therapies）》國際期刊的研究發現，癌症病人常常因為疲累、痠痛、頭暈、失眠、焦慮、憂鬱、噁心、嘔吐等不適症狀就診中醫，中西醫合併治療能夠減少癌症病患三成的死亡率。

的確在臨床上有許多病人，因為化療或標靶藥物的副作用，無法繼續完成療程，但是透過中西醫共治，改善副作用，比如無論怎麼休息都還是沒精神，中醫從脈象發現脈象沉細，屬於氣虛的徵象，給予補益類的黃耆、黨參、茯苓、白朮等中藥，精神體力足夠，就能夠繼續完成西醫療程。

許多乳癌病人需要接受西醫的抗荷爾蒙療法，使用芳香酶抑制劑來抑制荷爾蒙，在治療過程中，因為這些藥物可能引起關節疼痛，美國哥倫比亞大學醫學中心 2018 年發表在《美國醫學會雜誌（The Journal of the American Medical Association; JAMA）》的研究發現，透過針灸治療，能夠緩解芳香酶抑製劑引起乳癌病患關節疼痛，病患也就能夠繼續完成抗癌療程。

中醫適時、適度介入療程，不但不會和西醫治療衝突，反而能各自發揮所長、互補與強化治療效果。目前國內的大型醫學中心，例如中國醫藥大學附設醫院，中醫與西醫經常坐在相鄰的診間看同一個病人，或是西醫會診中醫，攜手照護癌症病人，包括乳癌、大腸直腸癌、卵巢癌、鼻咽癌等，這些都是造福病人的中西醫整合治療模式。

≫ 自行服用中西藥，小心交互作用

根據陽明交通大學公共衛生研究所周碧瑟教授 2016 年發表在《醫學（Medicine）》國際期刊的研究，分析台灣民眾使用中醫藥的情形，從 2000 年的 26.59%、2005 年的 28.29% 到 2010 年的 28.66%，將近有三成的民眾生病時會看中醫。我所做的研究也發現有 26％的 65 歲以上高齡患者除了西醫也會選擇看中醫，這些都顯示即便有些醫院沒有提供中西醫結合看診的服務，但民眾其實已自行結合中西醫。

民眾雖已慢慢能接受中西醫共治疾病的觀念，但往往是用自己的想法去做，比如生了病先看西醫，再看中醫，同時拿中西藥，卻不知道怎麼服用，就自己決定相隔 1 小時吃，或哪種藥停吃或少吃，有時候不見得正確。

中藥、西藥，至少要隔 1 小時使用，但是藥物吃到體內，仍

有可能經過一段時間才會完全排出體外，即便隔開 1 小時服用中西藥，仍然有機會交互作用。

適當併用中西藥，可能提升效果、減少副作用，但是如果出現副作用，就會適得其反。醫學文獻曾經有中西藥交互作用的研究，例如具活血作用的中藥丹參與西藥抗凝血劑「華法林」（Warfarin）併用，可能會出血；補氣類的中藥人參與降血糖西藥併用，可能會導致血糖過低。**即便是中藥與中藥，古人都觀察到有所謂「十八反」、「十九畏」的配伍禁忌**，這些都是民眾要留意的。

因此，必須遵詢醫師與藥師的指示服用中藥或西藥，現在中醫師或西醫師透過健保雲端藥歷，也可以看到病人曾經或是正在服用的中藥與西藥，如果有同時使用中藥與西藥的需求，應該諮詢醫師專業意見。同時，政府也應該鼓勵中西醫共治納入正規醫療體系，而不是讓民眾自行中西藥併用。

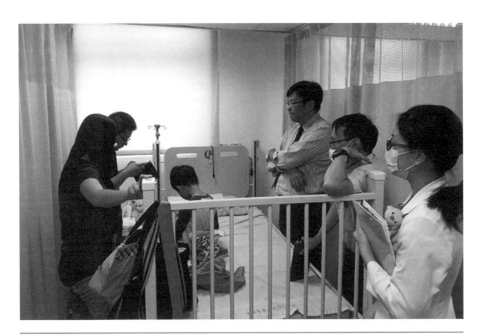

由中國醫藥大學附設醫院中西醫結合科顏宏融醫師帶領的團隊，包括中醫兒科、西醫兒童過敏免疫風濕科、西醫皮膚科等，組成兼具中西醫臨床、研究與教學的兒童醫療團隊，開設兒童異位性皮膚炎中西醫聯合門診，中西醫師在相鄰或相同的診間一起看病患，討論中、西醫治療處置。（衛生福利部 Youtube 頻道「中西醫合作照護」影片網址：https://www.youtube.com/watch?v=QfIucLu8o5o）

衛生福利部 Youtube 頻道
「中西醫合作照護」影片

MEMO

第二單元

了解體內的免疫大軍

- 何謂免疫力？免疫力如何調控？
- 如何減少身體發炎反應？
- 中西醫如何融會，調控免疫力？

2·1 何謂免疫力？ 免疫力如何調控？

　　人類對於免疫的認識，大概要從對抗天花這個高度傳染的疾病談起。就像近年新冠肺炎疫情初起的時候，大家期待疫苗能夠提供免疫力保護，顯見免疫力的強弱，不只決定生病與否，甚至可以影響到一個種族的興亡。

　　西元 165 年，瘟疫席捲羅馬帝國，整整肆虐了將近 15 年，據聞這場瘟疫是天花造成，整個羅馬帝國失去了三分之一的人口。而天花大約是在西元 1 世紀傳入中國，在晉代葛洪《肘後備急方》（西元 342 年）描述：

　　「建武中於南陽擊虜所得，乃呼為虜瘡。」

　　「比歲有病時行，仍發瘡頭面及身，須臾周匝狀如火瘡，皆戴白漿，隨決隨生。不即治，劇者多死。治得瘥後，瘡瘢紫黑，彌歲方滅。」

　　這裡的「虜瘡」、「發瘡」描述的就是天花。

而 11 世紀和 12 世紀，十字軍東征後帶回天花在歐洲傳播，造成 10% 的居民死亡。甚至在 1519 年，天花也隨著西班牙人越過大西洋進入美洲大陸，有學者估計在 16 世紀，80% 到 90% 的北美原住民死於天花。18 世紀，天花到達世界上最後一個尚未被它蹂躪的澳大利亞，導致 50% 澳洲原住民死亡。

為什麼天花造成這麼多人死亡？原因出在免疫力。當人們對於新興的感染病毒沒有抵抗力（免疫力）的時候，一旦感染到病毒，就會造成嚴重的後遺症。

其實，**感染免疫就是免疫力的一種，也是人類最早發現免疫力的起源**。

≫ 人痘接種發明前的稀痘方

中國在元、明代以後出現了許多預防天花的「稀痘方」，例如陰有瀾的《稀痘方》、郭子章的《博集稀痘方》、吳建鈕的《異傳稀痘經驗良方》等。

明初《試驗方》記載：「用白水牛蝨，一歲一枚，和粉作餅，與兒空腹服之，終身可免痘疹之患。」因為這牛可能患痘，血中有了抗體，牛蝨吸吮其血，也可能得到免疫力。

宋仁宗時，峨嵋山醫家為丞相王旦的兒子接種人痘。種痘術始於 16 世紀中葉，如俞茂餛《痘科全鏡賦集解・卷二》（1727

年）說：「種痘術起於明隆慶年間（1567 ～ 1572 年）寧國府太平縣，始氏失考，得之異人丹傳之家，由此蔓延天下，至今種花者，寧國人居多。」

至明萬曆年間（1572 ～ 1620 年）有《醫學疑問》一書，已詳載種痘的方法。

17 世紀種痘技術在中國已相當盛行，並先後流傳至國外。據清道光時俞理初《癸己存稿》記載：「康熙時（1687 年）俄羅斯人至中國學痘醫，由撒納特衙門移會理藩院衙門，在京城肆業。」

乾隆九年（1744 年），杭州人李仁山到長崎將種痘術傳給長崎醫家折隆元、掘江元道二人。《痘疹會通》（1793 年）記有種痘術傳入朝鮮，俄羅斯人將人痘接種術傳入土耳其。

西元 1717 年，英國駐土耳其大使的夫人也種了人痘。嗣後，英使夫人即將此術傳至本國而又倡行於歐洲，非洲北部突尼斯等地，18 世紀初葉已使用此法。

英國人愛德華 · 詹納（Edward Jenner）1796 年發現接種牛痘，可以免疫。種痘的概念，開啟了免疫學的大門。

≫ 人痘接種法的改進

《三岡識略》（1649 年）所論安慶張氏種痘法，將出痘小

兒的內衣，給欲種痘的小兒穿著；《戈陽縣志》（1672 年）所載是將痘漿以棉花蘸染塞入鼻孔。上述二者均為原始的接種法。

鄭望頤《種痘方》等所載，則是採用痘痂貯於瓶內，同時以清水研成糊狀蘸棉花塞鼻，稱水苗法，並選用遞傳 7 次以上，毒性愈來愈小的「熟苗」作種。這是在免疫學上的創舉。

明代郭子章《博集稀痘方》（1557 年）、李時珍《本草綱目》，記載用（白）水牛虱和粉作餅或燒灰存性和粥飯服下，以預防天花的方法。

清朝張璐《張氏醫通》（1695 年）中記載漿苗法、旱苗法與水苗法，清吳謙《醫宗金鑒・幼科種痘心法要旨》（1742年），書中則記載有 4 種痘法：（1）痘衣法（2）漿法（3）旱苗（4）水苗法。

≫ 免疫系統重要的器官與細胞

免疫的英文 Immune 源自於拉丁文 Immunis，是免除賦稅或免除負擔的意思，因此**免疫（Immune）**字面上的意思最早來自感染免疫。在初次接觸到某種微生物之後，當再度被感染時可產生抵抗力而免除疫疾；遇到病原體感染或是惡性腫瘤時，需要增強免疫力。但是免疫力太過也會對生物體有害，包括所謂的過敏反應或自體免疫反應。

免疫系統包括初級與次級的器官：

初級器官包括胚胎時期的卵黃囊與胎兒肝臟，還有骨髓與胸腺。這些初級器官是免疫細胞如白血球進行生成與發育的場所。

次級器官包括淋巴結、淋巴組織與脾臟。這些次級器官是免疫反應發生的部位，當病原入侵人體的時候，免疫細胞如 T 細胞淋巴球會在這些部位大量增生，以產生足夠的免疫力對抗病原。

根據免疫系統的反應速度、對抗病原的專一性及分布的部位，可再區分為：

先天免疫

先天免疫在感染開始之前就存在的一組抗病機制，並不針對特定的病原體一一立即做出反應。它是宿主接觸病原體後關鍵時期的第一道防線。

先天免疫由識別常見病原體特有分子類別的細胞和分子成分組成，包括身體的屏障（皮膚、粘膜、汗液、眼淚）、吞噬細胞（巨噬細胞、中性粒細胞）、抗菌成分（溶菌酶、干擾素、補體、收集素）等。

後天免疫（也稱為適應性免疫）

在初次接觸抗原後 5 或 6 天內發生。 顯示出高度的特異

性，在未來的某個時間接觸相同的抗原會導致記憶反應：反應更快、更強，而且通常更有效地中和及清除病原體，產生有效清除病原的淋巴細胞與抗體。

先天和後天免疫不是相互獨立運作的，而是緊密互動和合作，發揮作用，產生比單獨運作更有效的總體反應。

≫ 免疫力如何調控？

免疫力如同軍隊，各級軍官、士兵一起抵禦入侵的細菌、病毒，甚至是癌細胞，捍衛身體健康。免疫力主要有兩道防線：

第一線免疫力（前面提到的先天免疫）

比如說手被刀子割傷了，或是跑步跌倒膝蓋擦傷了，傷口容易有細菌感染，這時第一線免疫力就會出動，在局部傷口的部位跟細菌作戰，過幾天傷口有分泌物或化膿，通常也是免疫細胞跟細菌作戰後的產物。

第二線免疫力（前面提到的後天免疫）

萬一第一線免疫力打輸了，還有第二道防線，包括樹突狀細胞、T 細胞淋巴球、B 細胞淋巴球與抗體。

第一線、第二線免疫力會分工合作、共同作戰。第一線免疫的吞噬細胞不但會吞噬細菌、病毒這些「壞人」，還會記下壞人的特徵（抗原），比如戴著帽子、手套、眼鏡，趕快把這些特徵告訴第二線免疫力，才能抓對壞人。

第二線免疫的樹突狀細胞也具有這樣的功能，負責專門描述壞人的特徵並發布通緝壞人的通報，通知第二線免疫力的 T 細胞淋巴球，T 細胞淋巴球記住了壞人的特徵以後，其中幫助型的 CD4 T 細胞會花幾天時間大量增生，變成一支大軍，並通知毒殺型的 CD8 T 細胞增生複製，一起作戰，分泌幾種毒殺的分子來對抗病原這個壞人。CD4 T 細胞也會同時通知 B 細胞淋巴球，依壞人的特徵製造對付它的抗體（Ab），進入血液，遇到壞人就把他們中和掉，減少壞人的數量。

身體還有另一種免疫細胞，稱為「**自然殺手型細胞**」（Natural Killer cell，簡稱 **NK 細胞**）既可在第一線殺壞人（細菌、病毒），也可以在第二線大量增生毒殺壞人。

≫ 「壞人」變成塵蟎，引起過敏反應

過敏免疫稍微不同。當「壞人」從病毒、細菌換成過敏原（台灣最常見的過敏原是塵蟎），同樣會經過上述反應，B 細胞產生免疫球蛋白（Ig），然而免疫球蛋白產生太多，造成不適，就會

造成過敏的一連串反應。

　　免疫球蛋白可分為 IgG、IgA、IgM、IgE、IgD：

IgG

　　人體最多的免疫球蛋白，占免疫球蛋白總量的 70 至 75%，通常是身體的長期免疫力。下次身體再遇到相同的過敏原，就可快速反應。

IgA

　　人體次多的免疫球蛋白，占免疫球蛋白的 10 至 20%，存在於唾液、淚液、乳汁與腸胃道等黏膜組織。

IgM

　　人體接觸到病原抗原時首先發生反應的抗體。身體遇到病原時，主要由 IgM 來發揮清除病原的功能。因此，IgM 通常可當做初期感染的指標。

IgE

　　主要功能雖然是對抗寄生蟲，但是最為人知的是跟過敏反應有關。人體若含有過高的 IgE，容易引起過敏反應，抽血檢驗過

敏原指數，就是檢驗 IgE 的指標，IgE 愈高，表示過敏反應愈強、過敏程度愈嚴重。

IgD

人體內的含量不多，目前對於它真正的生理功能還不太清楚。 可能跟 B 細胞活化或部分慢性感染與結締組織疾病有關。

當「壞人」變成癌細胞，就會促使身體產生**抗癌免疫力**。而如果免疫系統誤認自己的身體是壞人，就會產生**自體免疫疾病**。

許多淋巴球免疫細胞會分泌白介素（Interleukin，簡稱 IL），根據分泌不同的白介素，也有不同的分型：

◇ 第一型免疫分泌比較多的干擾素（Interferon）、腫瘤壞死因子（TNF）

◇ 第二型免疫分泌比較多的 IL-4、IL-5、IL-13 等白介素

◇ 第十七型免疫分泌比較多的 IL-17、IL-23 等白介素

各自又有不同免疫細胞與免疫球蛋白抗體參與其中。如果結合臨床免疫學的角度來看，**過敏免疫多是以第二型的免疫為主**，也就是在過敏的環境中，會有較多的 IL-4、IL-5、IL-13 這些白介素與 IgE 免疫球蛋白。而**自體免疫疾病以第十七型的免疫為主**，分泌比較多的 IL-17、IL-23 等白介素並產生許多自體免疫抗體。

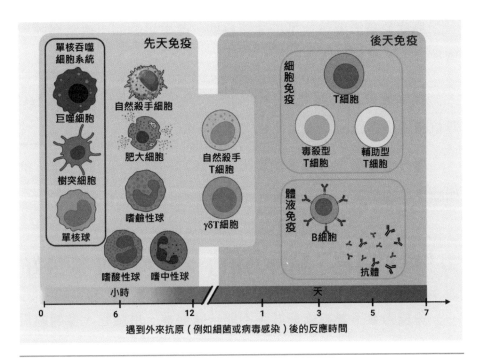

先天免疫與後天免疫

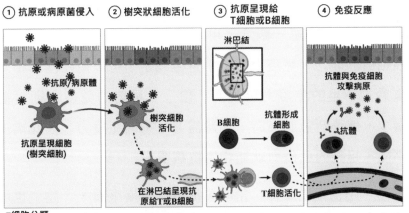

① 抗原或病原菌侵入　② 樹突狀細胞活化　③ 抗原呈現給T細胞或B細胞　④ 免疫反應

T細胞分類
幫助型CD4 T細胞：又分為第一型、第二型、第十七型。
毒殺型CD8 T細胞：攻擊病原
調節型T細胞：抑制免疫

後天免疫的啟動

癌症免疫需要第一型的免疫協助，產生足夠的干擾素與腫瘤壞死因子，來毒殺癌細胞。

感染免疫也是需要第一型的免疫為主，並產生 IgM 或 IgG 等抗體對抗病原。

慢性發炎通常是過多的發炎，身體抑制發炎的力量不足，例如缺乏抑制發炎免疫的調節性 T 細胞（regulatory T cell）。

≫「陰平陽祕，精神乃治」，免疫力平衡最好

免疫力並不是愈強愈好，不能一味促進、增強它，像翹翹板一樣，平衡是最理想的狀態。中醫是從巨觀的角度看免疫力，《內經》中說「陰平陽祕，精神乃治」，最適合用來解釋免疫力的平衡狀態。

陰、陽不是單一觀念，可以有多種闡釋。首先，陰、陽是一種相對的觀念，免疫力的水平是否充足，可以用陰陽的相對平衡來看，不足的免疫力可視為「陰」，足夠的免疫力則可視為「陽」。感染新冠肺炎時，人體需要足夠的免疫力，因此矯正陰陽平衡，足夠的免疫力就能夠對抗病毒。

陰、陽也互相壓抑、箝制。從這個角度來看，「陰」也可以解釋為抑制力，比如過敏就要靠「陰」來抑制；自體免疫疾病、

器官移植後的排斥反應，也是靠「陰」的抑制力來緩和，從免疫學的角度上來看，調節性 T 細胞、骨髓衍生抑制細胞（Myeloid-derived Suppressor Cell；簡稱 MDSC）等都是屬於抑制的力量，而「陽」比較像攻擊力，抵抗外來的細菌、病毒、腫瘤細胞，從免疫學的角度來看，吞噬細胞、毒殺型 CD8 T 細胞就是屬於攻擊的力量。

陰、陽也是「互根」的，互為對方的根本。陽需要陰，就像火需要助燃的原料才能持續燃燒，陰也需要陽，比如水需要能量才能流動，所以兩者缺一不可。

體內看得到及看不到的物質，也可用陰陽區分。滋養器官的精微物質（如血液）屬陰，身體的功能屬陽，比如白血球需要能量、氣來推動，運行至經脈，才能發揮抵禦致病原的功能，這股能量「氣」，就是「陽」的力量，如古籍所說「正氣存內，邪不可干」，體內正氣足，外邪就難以侵犯。

中醫常說「扶正祛邪」，「正」指身體的正氣，免疫力某種程度就是「氣」的概念，讓「氣」充沛並發揮功能，就能抵禦致病原、少生病。

除了「陰平陽祕，精神乃治」、「正氣存內，邪不可干」的概念以外，中醫常用中藥來調節免疫，比如：

冬令進補

冬天氣候變得寒冷，傳統上會在立冬進補，使用人參雞湯、十全大補雞湯、羊肉爐燉補，一方面讓身體溫暖，一方面提升免疫力，幫忙在寒冬來臨時，對於可能的感染症多一些防禦力。

防疫茶飲

比如新冠肺炎疫情期間，大家會飲用防疫茶飲，也有助提升免疫力。

過敏改善

針對過敏的病人，也經常使用黃耆、紅棗、枸杞等中藥煎煮成茶飲使用，提升免疫力。

癌症術後調理

癌症病人完成手術、放化療後，擔心復發或轉移，可使用中藥提升免疫力。

當然，**中醫也不是只靠藥物調理，包括前面提到的養生觀念、氣功、營養、藥膳等，都能夠協助免疫調理。**

免疫力不是愈強愈好，均衡最重要

診間 Q & A

Q 坊間很多食品或健康食品標榜「增強免疫力」，有效嗎？

A 有些食品或健康食品有這樣的功效，不過也要注意是細胞實驗、動物實驗還是人體臨床試驗的研究，有些基礎研究雖然可以看到效果，但是在整個人體的環境，不一定發揮作用。

另外要考慮的是，許多食品有各種面向的作用，不一定單純增強免疫力，也要考慮其他方面的作用。舉例來説，薑黃可以增強免疫力、減少發炎，但是它也有「活血行氣，通經止痛」的作用，如果已經在使用西藥抗凝血藥物治療，在吃含有薑黃的保健食品時，就要留意除了提升免疫力以外的作用。

而且不一定每個人都適合一樣的保健食品，過去我在中國醫藥大學附設醫院，以癌症病患進行的臨床中藥免疫研究發現，一樣的真菌類保健食品，有些癌症病人適合使用要價昂貴的牛樟芝，有些病人適合使用靈芝，而有些病人使用價格相對便宜的銀耳就能夠提升免疫力，所以**需要考量每個病人不同的體質進行精準的診斷檢查，才不會花了大錢卻買到不適合的保健食品。**

Q 免疫力真的愈強愈好嗎？

A **當然不是**。免疫力不足會生病，例如容易感冒感染，但是太多也會有發炎或自體免疫疾病的問題。中醫講求「陰平陽祕，精神乃治」，也是要求免疫力的均衡，適當提升免疫力。

例如，我有一個乾燥症的病患，以為是免疫力的問題，聽到使用黃耆、枸杞、紅棗煮成茶水來飲用可以提升免疫力，就自己買了許多黃耆、枸杞、紅棗煎煮飲用，結果自體免疫發炎指數愈來愈高，眼睛乾燥的症狀也沒有緩解。

Q 免疫力要看什麼指標？抽血就可以看到嗎？

A 免疫器官（包括淋巴結與脾臟）有許多免疫細胞，病灶的部位附近以及全身也會有許多免疫細胞，所以**大部分的免疫力檢查可以透過血液檢驗了解**，而西醫在進行免疫力檢驗時，除了常見的白血球（WBC）等免疫細胞檢驗，也會有白血球的分類、發炎指數（例如 CRP、ESR 等）、過敏原檢查（CAP、MAST）、風濕因子（RF）、自體免疫抗體（例如 ANA、Anti-dsDNA、Anti-Ro、Anti-La 抗體）、免疫球蛋白（IgG、IgE、IgA、IgM、IgD）、補體（C3、C4）等。各大醫院都能夠提供檢測，**而在中國醫藥大學附設醫院除了西醫的免疫檢查，還提供各種不同的中藥與保健食品對於免疫調控作用的中藥免疫檢查，提供病人參考。**

2·2

如何減少身體發炎反應？

近幾年「發炎」議題愈來愈受到重視，研究發現，許多常見疾病都與發炎反應密不可分。《時代（TIME）》雜誌曾以「祕密殺手！發炎與心臟病、癌症、阿茲海默症和其他疾病的驚人關聯」為封面報導，指出慢性發炎是癌症、心血管疾病、阿茲海默症等慢性病、退化性疾病與環境疾病的必經之路。

≫ 發炎失控，身體處處成戰場

發炎就像是人體自我防禦機制，可分為**急性發炎**和**慢性發炎**。

急性發炎

急性發炎反應是人體遇到傷害時進行修復的必要過程，比如不小心擦傷或發燒，傷口或身體都會感受到紅、腫、熱、痛，表示身體正在發炎，擊退病菌並修復身體。

慢性發炎

但如果發炎過程拖得太久，就會演變成慢性發炎，它是延遲性、持續性且全身性的發炎，免疫細胞一直不斷重複召募、增殖、分化、遷移等，持續釋放細胞激素引起發炎反應，猶如身體一直處於打仗狀態，不只「壞人」被攻擊，連「旁觀者」也受到波及，長久下來，身體就會出現各種毛病。

人體其實無時無刻不在面對細菌及病毒的入侵，也因此發炎反應其實隨時隨地都在進行。原本促進發炎反應與抗發炎反應應該保持平衡，但當身體危機解除後，抗發炎反應若不能迅速抑制促進發炎反應時，急性發炎就會轉為慢性發炎，雖然身體不會有不舒服的感覺，但是慢性發炎卻仍不知不覺持續攻擊體內健康的細胞、組織和血管，成了潛伏體內的隱形殺手。本來應該是身體對抗疾病的重要免疫防禦機制，演變成經常失控暴走，打擊正常的細胞，弄得身體內到處都是戰場，到處都像有火在悶燒，經常處於慢性發炎的狀態。

≫ 心臟病、癌症都跟慢性發炎有關

當病毒或細菌入侵人體，在免疫系統中扮演哨兵的肥大細胞，就會啟動防禦機制，釋放出組織胺，並把白血球、嗜中性球

等送到戰場，分泌促進發炎的因子，使血管擴張、組織液滲出，並刺激產生疼痛，對抗外來病原菌等敵人，同時也會引起局部的紅腫熱痛。

這些促進發炎性因子會破壞細菌、病毒，但也會不分青紅皂白，傷害一般正常細胞。因此，在消滅病原菌後，免疫系統會讓作戰的白血球撤退，並啟動抗發炎因子，以及讓扮演清道夫角色的巨噬細胞，開始清除死亡的白血球、細菌及病毒的屍體；抗發炎因子還會啟動修復機制，修復受損組織，促進細胞再生。

心肌梗塞、糖尿病、癌症、過敏性及自體免疫疾病等與生活習慣有關的文明病，都跟慢性發炎有關。

以心臟病為例，罹患心臟病的機率提升與血液中膽固醇濃度增加有關，但事實上50%的心臟病患者膽固醇值都屬正常範圍，是不是還有其他重要因子導致心臟病？研究發現，血液中發炎指數過高，心臟病發作的機率會提高 4 ～ 5 倍，同時也發現，血管壁上慢性發炎所造成的粥狀硬化斑塊剝落，啟動凝血機制，阻塞了冠狀動脈，才是引發心臟病的最大危險因子。

約有 30%的癌症與慢性發炎有關，許多癌症就是從慢性發炎處產生。慢性發炎經年累月刺激正常細胞，使得染色體變異不斷累積，最後導致癌症。例如胃酸逆流，造成食道發炎是食道癌元兇之一；子宮頸癌跟人類乳突病毒引起局部發炎有關；大腸慢

性發炎引起大腸癌；肝臟慢性發炎形成肝癌。

≫ 熬夜、睡不好，加重發炎

我經常在門診時問病患睡眠與飲食習慣。他們抱怨經常感到疲倦、肩頸痠痛，一問之下，原來常常超過十二點才入睡，或是多夢、淺眠、入睡困難，導致睡眠不足，白天自然疲累，頸部肌肉也無法藉熟睡得到放鬆，因此肩頸僵硬痠痛，長期下來，身體處於慢性發炎，健檢開始出現紅字，許多慢性發炎導致的疾病就逐一出現。

首先出現「氣虛」症狀

不只是大人，青少年因為課業壓力，晚上補完習拖著疲倦的身軀回到家，常常都要到半夜才能入睡，白天睡眼惺忪，久而久之累積許多發炎反應。這些發炎反應表現在身體的症狀或許細微，但身體長期得不到休息，就會出現「氣虛」，也就是疲倦。

中醫認為身體有先天的「原氣」，又稱為「元氣」，起源於腎（包括命門），藏於丹田，透過三焦與十二經絡的通道輸佈全身，可以推動人體的生理功能，使五臟六腑能夠維持運作。《難經・三十六難》：「命門者，諸精神之所舍，原氣之所系也。」這些在身體命門的先天「原氣」如果因熬夜或睡眠不足，為了維

持身體的運作而過度耗用，長期下來不僅疲倦，動一下就覺得喘促或容易流汗，也可能造成免疫力低下、容易感冒。

接著出現「陰虛」症狀

許多人有這樣的經驗：前一天熬夜，第二天眼睛乾澀、口乾舌燥或口臭、唾液黏稠，甚至覺得臉上、手心熱烘烘的，這就是陰虛的症狀。

相較於「氣」的生理功能，「陰」泛指身體的精微物質，例如血液裡的營養素與水分等，熬夜時身體耗用許多營養物質，而細胞過度做工，不斷運作的同時也會產生許多代謝廢物（熱），就造成如上述「陰虛」虛熱的症狀，日積月累就造成過多代謝廢物堆積，加重發炎。

≫ 炸物、燒烤、甜食，像在身體放火

飲食習慣也會影響發炎。三餐不定時，或經常吃炸雞、薯條、燒烤、洋芋片等油炸物，零食、甜食、含糖飲料等高糖飲食，或含奶油的糕點、紅肉等高脂食物。這些食物偶一為之增添日常生活樂趣，但是經常吃就會造成慢性發炎。

高溫油炸的食物容易產生自由基（Free Radical），是高溫油炸的過程中所產生不成對電子的原子或基團，活性極強，在人

體內可產生強烈「自由基連鎖反應」的氧化過程，就像在身體裡放火，破壞體內的細胞，產生發炎，在惡性循環下，各種慢性疾病如癌症、心血管疾病、糖尿病、阿茲海默症（失智症的一種）、乾癬、免疫疾病就接踵而至。

高油脂、高糖的飲食也一樣，都會造成自由基的累積、身體發炎。長期飲食習慣不正確，就像在身體到處放火，久了就會森林大火，發炎一發不可收拾。

≫ 高糖加重發炎，減糖就能改善過敏

我的實驗室曾做過一個研究，高糖分會造成免疫細胞的粒線體（細胞內的工廠）產生過多的氧化反應，並產生過多的發炎細胞激素，導致小鼠動物模型的氣喘過敏發作。

而用藍莓或是中藥的紫檀者成分，不僅能夠抗氧化，也能夠改善糖分代謝的路徑；透過減糖，就能夠減少發炎免疫反應，進一步改善氣喘。胸腔內科氣喘病患血液裡的免疫細胞也觀察到這樣的現象。這個研究發表在 2022 年免疫學領域的《免疫學（Immunology）》國際期刊，並被選為當期的雜誌封面。

這個研究說明，過度的糖分容易引起過度的免疫發炎。這只是一個例子，其實要減少身體發炎，改變飲食與作息非常重要。

≫ 多攝取有助抗氧化、減少發炎的蔬果

依西醫的營養學說，有許多食物可以抗氧化、減少發炎，例如前面所說的藍莓，及許多蔬果，如花椰菜、胡蘿蔔、番茄、地瓜葉、南瓜、芥藍、菠菜等，許多十字花科的蔬菜中的有機硫化物或蔬果富含的植化素（如花青素、葉黃素、胡蘿蔔素等）、維生素 A、維生素 C、維生素 E，都是很好的抗氧化及抗發炎物質。

≫ 中醫治療對策在於滋陰降火，撲滅發炎

「炎」是個會意字。《說文》：「炎，火光上也。」就像上下兩把火，火光沖天，造成身體發炎產熱。水能滅火，因此中醫在治療發炎採用兩種策略，一則是採用補充水分（滋陰）的方式，一則是採用直接撲滅火勢（降火）的方法。

滋陰

可以多飲水、多食用滋潤的食材，如白木耳、水梨、百合、山藥等，中醫師開立養陰滋潤的藥材，例如枸杞、玉竹、石斛、沙參、麥門冬等。

降火

可以先改變作息，減少熬夜、減少油炸滋膩或高糖高脂的食物，釜底抽薪，減少火勢。

急性發炎時，可以喝椰子水、蘆薈汁、青草茶、薄荷茶降火，而中醫有時開黃連、黃芩、黃柏、魚腥草、蒲公英、薄荷等中藥也有降火的功效，能夠緩解發炎造成的心情煩燥、燥熱或疲倦感。

≫ 腸道菌相平衡，幫身體滅火

這幾年腸道菌是非常熱門的研究領域，科學界更發現腸道的微生物環境，對於免疫有著重大的影響。

人體腸道內有許多微生物菌存在，這些「人體微生物群系（human microbiome）」跟人體形成共生的關係，扮演維持健康的重要角色。特別是腸道菌相的平衡，跟人體的新陳代謝疾病、自體免疫疾病、癌症甚至失智症等神經退化疾病都有密切關聯，可以說是維持人類健康的重要共生夥伴。

過去我在美國約翰霍普金斯大學進修時，曾經參與一個有趣的研究，腸道菌相的共生菌種，如果存在一種對身體有害、容易產生毒素的菌（enterotoxigenic Bacteroides fragilis），會產生

許多發炎的細胞激素如白介素 17，造成腸道持續發炎，最後導致大腸癌。這個研究發表在《自然醫學（Nature Medicine）》國際期刊，說明了腸道菌相對於免疫發炎甚至癌症的重大影響。

而食物是所有腸道菌相營養的來源，有句話說「You are what you eat」，你吃下去了什麼，你就會變成什麼。如果吃的是健康的食物，身體就會健康，如果吃下的食物不健康，不僅身體得不到營養，腸道內不好的菌種也會增生，最後產生更多毒素，造成身體更多的發炎免疫反應。

中醫使用中藥調理身體，不僅是中藥本身的功效，中藥也會改變腸道的免疫作用，進一步調節改善身體的發炎。

💬 6 種常見抗發炎食物

　　了解哪些食物對身體有益，不僅可以增強免疫力，還可以減少發炎的風險。以下是一些常見的抗發炎食物，不妨在飲食中多增加攝取，幫助身體保持健康。

◉ **堅果類**：核桃、芝麻等堅果類含有豐富的 Omega-3 脂肪酸和維生素 E，可以提高免疫力。

◉ **洋蔥**：洋蔥富含槲皮素，具有強大的抗氧化能力，並含有硫化物能強化免疫系統。

◉ **藍莓**：藍莓含有豐富的花青素，這是一種抗氧化劑，能提升免疫力並保護身體免於自由基的傷害。

◉ **地瓜**：地瓜含有豐富的類胡蘿蔔素，能增強免疫力並預防發炎。

◉ **大蒜**：大蒜含有豐富的硫化物，可以促進免疫細胞的活動。

◉ **生薑**：生薑有抗發炎的作用，能抑制體內引發發炎的酵素活動。

2 · 3

中西醫如何融會，調控免疫力？

中西醫各有所長，在調控免疫方面，也分別有不同的方式。

≫ 西醫調控免疫的方式

疫苗注射

　　疫苗接種是增強免疫的一種方法，透過肌肉注射、皮下注射或舌下給予等方式，接種處理過的抗原（減毒處理、人工合成、腺病毒製造、mRNA 製造），將相對低致病性或低傳染性的抗原接種到人體，讓免疫細胞辨識抗原以後，產生抗體。

　　這樣的主動免疫通常可以讓身體產生記憶型細胞，能夠在一段時間（可以長達數年之久）內，遇到相同的抗原的時候，迅速產生抵抗力以消滅或對抗病原。

　　我們從出生的時候施打的白喉、百日咳、破傷風疫苗，以

至於這幾年施打的 AZ 疫苗、BNT 疫苗和 Moderna 疫苗都是透過疫苗主動免疫的方式增強抵抗力。

減敏療法

減敏治療是透過低劑量的過敏原刺激，讓免疫系統對過敏原產生耐受性。首先透過過敏原檢測（皮膚試驗或抽血檢查）找出過敏原，經由皮內注射、皮下注射或舌下給予低劑量過敏原，逐漸增加劑量，這時候免疫系統會產生耐受性或是針對過敏原的調節性免疫力，抑制過敏免疫反應。

臨床上常用在藥物治療效果不彰的嚴重過敏（例如氣喘或過敏性鼻炎病患），減敏治療適用在有明確過敏原的病患，通常要 2 至 3 年的時間完成減敏療法。

免疫抑制劑

免疫抑制劑能夠抑制免疫反應，經常使用在器官移植後的病患，減少免疫排斥作用，增加植入的器官移殖體的存活率。

臨床上許多自體免疫疾病的病人，因為自己的免疫細胞攻擊自己的器官，所以也可用免疫抑制劑來治療，例如 Cyclosporine（新體睦、因睦寧）、Tacrolimus（普樂可復、安瑞福）、My-cophenolate Mofetil（MMF; 山喜多）、Azathioprine（移護寧）

等藥物。廣義來說，類固醇也是一種免疫抑制劑。

類固醇

「類固醇可怕嗎？」這是門診常會遇到的問題。臨床上有些免疫疾病，經常會使用到類固醇，例如口服的 Prednisolone 或 Methylprednisolone，注射的 Solu-Cortef、Solu-Medrol，還有許多外用型類固醇（例如：Elomet 皚膚美得、Cutivate 克廷膚、Topsym 妥膚淨等）。

外用類固醇可以分為 7 個等級，或簡單分為 4 種級別，依序是弱效、中效、強效、超強效等不同的效度。通常醫師都會先從比較弱效或中效的藥膏開始開立，特別是嬰幼兒臉上皮膚薄，容易吸收藥效，一般都會很謹慎使用。

許多病人都擔心類固醇的副作用。適當使用雖然可以迅速緩解症狀，然而長期濫用可能會造成依賴，當原本的藥效代謝完之後，症狀又會重新席捲而來，必須使用更強的藥，才能緩解不適的症狀。更可能造成皮膚變薄、微血管擴張、皮膚變得多毛，甚至影響生長發育。口服或注射的類固醇，如果長期大量使用，也有可能造成月亮臉、水牛肩等水腫的現象，或是髖關節股骨頭缺血性壞死等副作用。

治療免疫相關疾病時，一旦治療效果不好的時候，可能加上

類固醇將體內的免疫反應壓制下來，使身體不會產生發炎現象，這是一個短期使用的緩兵之計，**長期使用類固醇，會讓免疫力比較低下，容易有黴菌感染或是造成其他免疫功能低下的問題，這也是要特別注意的地方。**

我接受過中西醫訓練，其實並不反對使用類固醇。例如罹患異位性皮膚炎的小朋友，因年幼缺乏自制力，很難忍住不抓，而表皮損傷是異位性皮膚炎很重要的致病關鍵，愈抓愈嚴重，適當使用類固醇，可以先壓制皮膚發炎，減少癢的感覺就不會搔抓，避免惡性循環。

但是要注意臉上儘量不要長期使用類固醇，臉上的皮膚薄、血管多，長期使用容易吸收過多的類固醇到體內。如果能夠讓孩子的皮膚搔癢減少，再配合口服中藥、外用藥浴、外塗中藥藥膏（如紫雲膏、黃連膏、苦參膏與蘆薈凝膠）或外撒藥粉（如三黃粉）收斂傷口，可以大幅改善異位性皮膚炎的症狀，甚至可以減少需要使用類固醇的劑量。

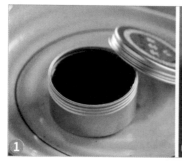
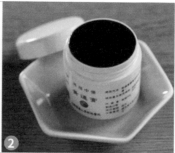

❶ 紫雲膏
❷ 黃連膏

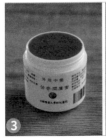 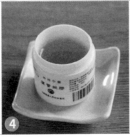 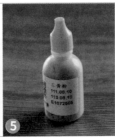

③ 苦參膏
④ 蘆薈凝膠
⑤ 三黃粉

生物製劑

生物製劑是透過生物科技工程的方式，合成對抗免疫疾病特有的免疫分子或接受器的標靶治療方式，這些免疫標靶療法的藥物也稱為生物製劑。

由於免疫學的進步，許多免疫相關疾病特定的作用細胞激素、接受器或細胞內的訊號傳遞路徑都被逐一解開機轉，因此透過這些生物製劑可以有效地減少免疫反應，包括對抗類風濕性關節炎的腫瘤壞死因子 TNF ／干擾素 IFN 的拮抗劑、對抗異位性皮膚炎的 IL-4 ／ IL-13 拮抗劑、對抗乾癬的 IL-17 ／ IL-23 拮抗劑等生物製劑，經常用來治療皮膚疾病如乾癬、異位性皮膚炎、天疱瘡，結締組織與關節系統疾病如類風濕性關節炎、乾癬性關節炎、僵直性脊椎炎，發炎性腸道疾病如克隆氏症、潰瘍性結腸炎等。

常見的生物製劑包括對抗腫瘤壞死因子 TNF 的 Etanercept

（Enbrel，恩博）、Adalimumab（Humira，復邁）、對抗細胞激素 IL-6 的 Tocilizumab（Actemra，安挺樂）、對抗細胞激素 IL-17 的 Secukinumab（Cosentyx，可善挺）、對抗 B 細胞 CD20 抗原的 Rituximab（Mabthera，莫須瘤）、對抗 IL-4 與 IL-13 的 Dupilumab（Dupixent，杜避炎）、對抗免疫球蛋白 IgE 的 Omalizumab（Xolair，喜瑞樂）等。

≫ 中醫調控免疫的方式

中藥

　　免疫系統是身體的防衛機制，抵擋外來病原和體內的癌細胞。然而，免疫系統亦如同雙面刃，無論太弱、太強、或是免疫調節功能失衡，都會對人體健康造成嚴重的影響。免疫功能低弱時，容易受細菌與病毒感染、並且無法對抗癌症。

　　然而，為何免疫系統會低弱？可能有許多原因：先天遺傳、內分泌失調、營養不均衡、藥物或化療導致等等。

　　中藥是經過幾千年篩選後，留傳下來確實有效的藥物，並且許多科學研究已證實中藥具有多效性、雙向調節免疫作用等功能。

在增強免疫反應的中草藥中，多數補益藥物都被證實可以增強免疫反應。例如靈芝、黃耆、當歸、枸杞子等，能促進單核細胞的功能，促進 T 細胞活化，以及提高細胞激素生成的作用。

臨床上，醫師常使用補氣、養血的中藥來增強免疫反應，例如治療癌症分為「扶正」與「祛邪」兩方面。「扶正」即通過調節自身免疫功能，來達到抗癌目的；「祛邪」則直接對付病灶，抑制腫瘤生長。

中醫師經過望聞問切診斷後，歸納出病因、病機與診斷證型，對證下藥。因此，經常有「同病異治」或是「異病同治」的情況，並不是同一種疾病的病人給予同一種中藥。

臨床上，針對發炎反應過多的病患，經常使用清熱中藥為主，例如黃芩、黃連、黃柏、青蒿、地骨皮、知母等；對於免疫力不足的病患，將常使用益氣養血的中藥為主，例如黃耆、黨參、當歸、熟地等。然而，仍需要視病患的體質與病情給予診斷用藥。這些藥物可以科學中藥或中藥飲片的方式給予。

針灸

一針、二灸、三用藥，針灸也可以調控免疫。例如在知名期刊《自然醫學（Nature Medicine）》就曾經發表針刺穴位，可以透過神經系統調控免疫，減少發炎；而國際期刊《過敏（Allergy）》也曾經有針刺減少鼻過敏的研究發表。

灸療更是一種透過局部穴位的溫熱反應，促進血液循環改善免疫反應的一種方式。

養生運動

氣功鍛鍊例如太極拳與八段錦，都具有為人所知的好處。研究顯示太極拳與八段錦鍛鍊，都能夠使交感與副交感神經系統達到平衡，而神經系統與免疫系統之間的交互作用，更能夠促進免疫系統的穩定。

過去中國醫藥大學發表在國際期刊《細胞移植（Cell Transplantation）》的研究發現，太極拳能夠增加血液中 CD34+（骨髓幹細胞在血液中的生物標記）幹細胞的數量，練習太極拳 3 年以上可以增加幹細胞數量 3 到 5 倍。

≫ 中西醫調控免疫如何相輔相成？

中醫的醫學理論，有許多是借用古人對大自然天地之間各種事物的性質、變化、規律的觀察，將人體各種實質臟腑與無形功能的性質、變化、規律進行歸納與辨證。陰陽學說就是一個基礎的理論，曬得到太陽的一面是陽，而另一面在背光面的是陰。

人體臟腑的屬性在《靈樞・壽夭剛柔篇》記載：「是故內有陰陽，外亦有陰陽；在內者，五臟為陰，六腑為陽；在外者，筋骨為陰，皮膚為陽。」

從生理的功能上來說，《素問・生氣通天論》：「陰者，藏精而起極也；陽者，衛外而為固也。」

免疫力的陰陽互補與平衡

因此，身體的免疫力，包括皮膚與粘膜的具體防禦或是免疫細胞保衛身體對抗外來病原，某種程度是一種「**陽**」的力量，在身體外圍保護我們（衛外而為固），就像呼吸道粘膜遇到細菌感染，白血球在第一線外圍的粘膜組織裡會立刻反應對抗細菌，保衛身體。

而身體的養分，如血液裡的營養成分等精微物質為「**陰**」，則是補充陽氣免疫力量的來源（藏精而起極），就像攝取蔬菜水果等營養素與維生素，能夠協助免疫力健全。所以，在位置與功能上可以是內外之分與互補的概念。

這樣的陰陽，是一種相對的觀念，如果把陰陽學說放在免疫的學說裡，也可以是免疫的「陰」和「陽」。

「**陽**」可以是過多的免疫力，例如身體的發炎太多，自己的免疫細胞攻擊自己的身體組織，造成自體免疫發炎；也可以是外

面來的過敏原（如塵蟎）跑到鼻腔粘膜組織，致使過敏免疫細胞反應太過，產生很多過敏反應的細胞激素或是組織胺等產物，造成過敏性鼻炎。

這時，如果能夠給予適當的「**陰**」的力量來抑制發炎免疫，例如使用《本草備要》裡記載治療「骨蒸勞熱」的青蒿，來治療紅斑性狼瘡或類風濕性關節炎。青蒿可以視為一種抑制自體免疫反應「陰」的作用，是一種抑制「陽」的力量，放在太極圖裡，可以發現，陰陽也可以是相對的兩種力量。

癌症病人對抗癌細胞的免疫力不足，就像是「陽」的力量不夠，需要透過營養補充或是中藥調理來增強免疫力，例如黃耆可以「補氣升陽，益衛固表」，就是一個常用的提升免疫力（「陽」的力量）的中藥。

有些癌症病人身體裡面有一種免疫的煞車系統，叫做「免疫檢查點」（immune checkpoint）。這些免疫檢查點經過科學家的研究，發現有 PD-1、CTLA-4 等存在於免疫細胞上面的開關。癌細胞上面有 PD-L1 或是 B7 這兩種分子的觸手，在免疫細胞（例如 T 細胞）要去攻擊癌症細胞時，這兩種來自癌症細胞表面的觸手就會去按免疫檢查點的開關，關掉免疫細胞的活性，讓 T 細胞沒有辦法進一步產生毒殺作用，攻擊癌細胞。

而身體還存在有許多抑制免疫力的「陰」的力量，例如調

節性 T 細胞（regulatory T cell）或是骨髓衍生抑制細胞（my-eloid-derived suppressor cell），這些力量平常可以保持免疫力的平衡，不要讓「陽」的力量過多，造成誤殺自己的組織，然而，這類的免疫細胞如果過多，反而會抑制免疫力，造成免疫反應不足，抵抗力不夠。這個現象就像是中醫陰陽學說裡的「陰」的力量，會去抑制對抗癌症的免疫力。

免疫力的陰陽平衡非常重要，2018 年的諾貝爾生理醫學獎就頒發給美國科學家詹姆斯艾利森（James Allison）與日本科學家本庶佑（Tasuku Honjo）兩位教授，他們分別針對免疫系統的兩個免疫檢查點 CTLA-4 和 PD-1 研發出抗癌免疫療法，讓免疫力在遇到癌症細胞時，不要被腫瘤的觸手關掉免疫細胞的開關，能夠對抗癌症，也開啟了腫瘤免疫療法的新里程碑。

事實上，不論是西醫的免疫療法與中醫的調理，都脫離不了古人從大自然天地之間領悟到的陰陽學說。

《素問・陰陽應象大論》：「陰勝則陽病，陽勝則陰病；陽勝則熱，陰勝則寒。」

而《素問・調經論》也提到：「陽虛則外寒，陰虛則內熱；陽盛則外熱，陰盛則內寒。」

上述都是在說明陰陽兩種力量平衡的重要。不僅缺一不可，兩種力量適當的平衡，有助於身體的健康。

在治療上，如果有過多的免疫反應，要用清熱或瀉熱的方法排除掉過多的發炎；如果有不足的免疫反應，要用補益或是溫陽的方式增加免疫力。就像《素問・至真要大論》提到的「寒者熱之，熱者寒之。」或是《素問・陰陽應象大論》：「陽病治陰，陰病治陽。」

有些免疫疾病的西醫治療方式，已經發展出針對發炎部位局部作用的藥物，例如吸入型類固醇或類固醇鼻噴劑，能夠針對局部的過敏免疫發炎產生抑制作用，減少發炎反應。然而，有些疾病可能還沒有非常專一作用在某一個組織器官系統的免疫調控藥物，必須要使用到對全身免疫系統都會有作用的口服或注射的類固醇、免疫抑制劑，這時往往會有比較多副作用。

中藥在這部分能夠派上用場。中藥除了清熱的作用，古人觀察到不同藥物有不同的性味歸經，也就是會針對某些臟腑經絡系統特別起作用，在抑制發炎免疫的同時，比較具有臟腑經絡系統的專一性。同時，中藥方劑採用「君臣佐使」的處方原則開立，考量到藥物的性味功效，也會搭配不同的藥物減少對身體的副作用。

相對地，有些病人反覆感染，西藥有很好的檢驗方式知道感染的細菌菌株，使用專一的抗生素治療，然而，抗生素治療的過程中，身體的益生菌也受到抑制，加上抗生素以中醫的觀點來說都偏苦寒，也會讓身體偏寒，反覆感染之後，雖然不斷地使用抗生素能夠殺菌，身體也虛掉了。這時，中醫擅長的補養方式，

能夠透過飲食藥膳的食補溫養身體陽氣，也能夠透過中藥補益陽氣，建立免疫力的防線，避免下一次感染。

我把這樣的中醫陰陽學說和免疫力的平衡畫了一個示意圖如下，《黃帝內經素問・生氣通天論》：「陰平陽秘，精神乃治。」身體的陰氣平順，陽氣固守，陰陽能夠維持平衡，是身體日常生活的生命活動所具備的重要條件，也是免疫力的基本概念。

中西醫在免疫調控各有專長，西醫針對各種免疫疾病的免疫療法日新月異，但有時受限於藥物的副作用與疾病的進展，還是有局限。回歸到古人對大自然陰陽消長的觀察，從中醫學的角度，也能夠提供互補的治療。

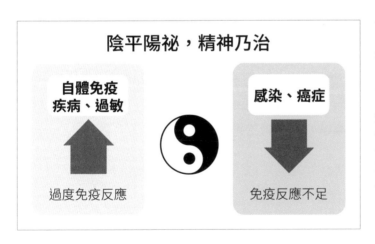

陰平陽祕，精神乃治

自體免疫疾病、過敏 → 過度免疫反應

感染、癌症 → 免疫反應不足

《黃帝內經素問・生氣通天論》：「陰平陽秘，精神乃治。」除了中西醫治療與調理，在生活飲食作息也應當達到平衡，避免過度或不足的免疫反應。

其實，中西醫之間，也是一種陰與陽，缺一不可，能夠融會貫通、截長補短，對病患也是莫大的福氣。

如何知道自己的免疫力強弱？

　　不論健康或生病，很多人都會用中藥或是保健食品調理，也經常在中醫門診諮詢是否可以使用中藥調理免疫力。

　　但是中醫診斷臨床上除了望、聞、問、切四診合參，在參考臨床數據上，往往沒有相關的檢查報告可以參考；在使用中藥調理後，亦無臨床數據證實中藥是否增強了免疫能力。

　　因此，我的研究團隊開發中藥免疫檢查，透過精準的個人化檢測，將免疫力數據化，評估目前身體狀況對哪些中藥或保健食品有較佳的免疫反應，檢測數據提供中醫師診療時的參考依據。

　　中藥免疫檢查的目的，在於身體未出現疾病症狀時，預先瞭解身體的免疫狀態及對中藥或保健食品的反應，在疾病發生時，可提供中醫師開處方的參考或選用保健食品的參考依據。

第三單元

常見的免疫疾病

3·1

【過敏免疫疾病1】
過敏性鼻炎

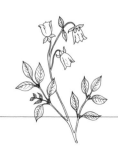

　　5 歲張小弟，每天早上起床後打噴嚏、流鼻水，晚上鼻塞又睡不好，經常反覆感冒，擔心的張媽媽來到門診問：「經常打噴嚏、流鼻水、鼻塞，是感冒還是過敏？有什麼方法可以改善體質？」

　　其實，過敏性鼻炎與反覆感冒都是氣虛的常見表現，不僅嚴重影響患者與照顧者的生活品質，也因為要經常看診而身心俱疲。

　　台灣是海島型氣候，濕氣重，正適合塵蟎生存。塵蟎也是台灣最常見的過敏原，容易引起呼吸道過敏，90％以上的患者對牠過敏。

　　過敏免疫常表現在呼吸道疾病，台灣約有五成的孩子有過敏性鼻炎。西醫認為，當過敏原進入呼吸道，身體第二型免疫急性反應，釋放出許多誘發過敏的物質，誘發神經系統反應，就會出現打噴嚏等過敏性鼻炎的症狀。從中醫角度來看，過敏跟先天稟

賦（體質）有關，再受到風寒、邪氣（過敏原）入侵，甚至喝冷飲、吃冰品，都可能引發過敏性鼻炎。

≫ 過敏性鼻炎的常見症狀

打噴嚏

　　打噴嚏是過敏免疫反應的一環，遇到過敏原或是容易過敏的氣候環境，中醫形容成正邪相爭（免疫力與過敏原對抗）或是營衛失調，在這個過程引發打噴嚏的反應。因此，中醫經常使用調和營衛的桂枝湯或是補益肺氣的玉屏風散減輕打噴嚏的症狀。

流鼻水

　　體內水分過多、濕氣重，水道通調出了問題，跟肺、脾、腎三個臟腑有關，中醫常用溫藥治療，如乾薑（散寒、燥濕）、麻黃（發汗、去邪氣，即「解表」）、薏仁（去濕氣）。

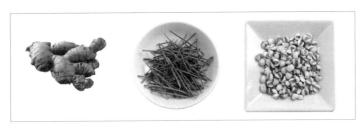

由左至右依序為乾薑、麻黃、薏仁

鼻塞

肺氣壅塞，導致化熱發炎，鼻涕變得黏稠，甚至鼻涕倒流，可用通竅藥物如麻黃，幫助鼻部血管收縮，減輕鼻塞。此外，芳香類藥物如薄荷、辛夷花、蒼耳子、石菖蒲，可通鼻竅、抗發炎，也有助緩解鼻塞。而有些鼻塞的病人嚴重到有鼻涕倒流時，中醫認為有氣鬱化熱的情況，需要加上清肺熱的中藥，如黃芩、枇杷葉、魚腥草等。

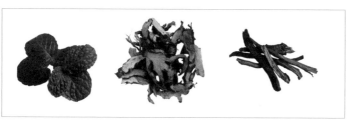

由左至右依序為薄荷、石菖蒲、黃芩

≫ 西藥藥效快，中藥較少副作用

西醫治療過敏性鼻炎，多半用抗組織胺。過敏原誘發第二型免疫力反應時，會產生組織胺，因此用抗組織胺藥物來拮抗，但缺點是嗜睡。

西藥中的偽麻黃素是從中藥的麻黃中萃取出來的，可以收縮血管、控制鼻水，效用快，但缺點是服藥後會覺得興奮、睡不著、心悸，這是因為西藥在製造過程中將成分純化，因此副作用相對

明顯。而中藥通常是複方，每一味藥的量有限，足以發揮療效，但沒有明顯副作用。

≫ 從前端調理免疫功能，減少復發

過敏性鼻炎的病人常問我：「什麼時候看中醫？什麼時候看西醫？」藥物副作用可作為參考指標。抗組織胺如 Levocetrizine、Cyroheptadine 等，可以有效減少過敏與鼻水的量，然而有些病人吃抗組織胺治療流鼻水，鼻水變黏稠或不易擤出，就不適合吃抗組織胺；有時候用含有 pseudoephedrine（偽麻黃素）的西藥可以減少鼻塞，但是過量的偽麻黃素會造成亢奮、心悸、失眠者，也不適合服用這種藥，此時都可以考慮改看中醫。

西藥可以快速改善症狀，不過有時候會遇到「斷不了根」的問題病人常說：「有吃（藥）有效，沒吃就沒效。」這是因為抗組織胺等藥物的作用，主要是在抑制過敏免疫下游的產物（如組織胺）及減輕症狀（流鼻水等），沒有真正調整上游的免疫功能。

西藥也用噴劑來緩解鼻炎，有些噴劑中含類固醇，用來減輕發炎，噴幾天症狀就會改善，但問題是要一直噴下去嗎？不噴就會復發？會不會變成依賴類固醇？病人都會擔心。

中醫比較希望能調理前端的免疫功能，這樣才可能減少復

發。李時珍說：「肺開竅於鼻，陽明胃脈，挾鼻上行，腦為元神之府，鼻為命門之竅，人之中氣不足，清陽不升，則頭為之傾，九竅為之不利。」李時珍也認識到鼻竅的不通，也需要考慮「中氣不足，清陽不升」，適當地調理，補益脾肺，才能從免疫力的源頭治療。

≫ 中藥攻補兼備，減輕症狀也顧護正氣

中醫常用辛夷散治療過敏性鼻炎，在中醫方劑典籍《醫方集解》裡面提到「辛夷散治鼻生瘜肉，氣息不通，不聞香臭」。在緩解期常用補益肺脾的中藥來調節免疫、穩固療效，最常用的處方包括玉屏風散，含有黃耆（補氣）、白朮（健脾祛濕）、防風（發表散風）。

另外一個常用的處方是六君子湯，包括：人參（大補元氣，補脾益肺）、白朮與茯苓（健脾祛濕）、甘草（益氣補中、調和藥性）、陳皮（健脾理氣、燥濕化痰）及半夏（燥濕化痰）。其他如補益元氣的補中益氣湯等中藥也有助減少過敏性鼻炎發作。

長庚醫院曾用 3 種中藥複方做臨床試驗，包括：辛夷散（通鼻竅、減少鼻水）、小青龍湯（治寒痰水飲）及香砂六君子湯（上述的六君子湯加上木香、砂仁），發現不但可減輕鼻子過敏的症狀，前端的免疫力也改善，減少過敏發炎免疫。

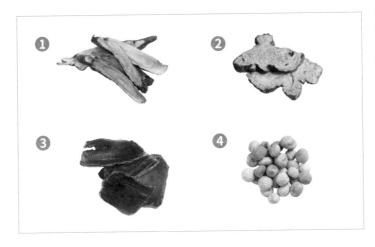

❶ 黃耆
❷ 白朮
❸ 人參
❹ 生半夏

　　從這些處方看得出中醫用藥的藝術，在「攻」的同時也「補」，在處理急性期症狀的時候，也幫病人顧護正氣，就不易復發。比如說使用辛夷散通竅、減少鼻塞的症狀，但是也搭配六君子湯、玉屏風散、補中益氣湯等中藥補脾益肺、調節免疫。

　　多數過敏性鼻炎病人會出現打噴嚏、流鼻水、鼻塞、手腳冰冷、容易感冒的症狀，大多屬於寒性體質，若遇到氣溫驟降、雨天濕冷或是吃到冰冷的食物與飲品，症狀往往會加重。

　　過去我從台灣健保資料庫的分析，過敏性鼻炎患童使用中藥的研究可知，多數的過敏性鼻炎兒童患者屬寒性體質，中醫會使用較多溫熱屬性的中藥來治療過敏性鼻炎，這類偏溫的中藥，除了在急性期減少寒邪濕氣，有許多也是用來調補的中藥。這項研究也刊登在 2015 年的《國際兒童耳鼻喉科學（International Journal of Pediatric Otorhinolaryngology）》國際期刊。

中國醫藥大學也做過相關臨床試驗，用辛夷清肺湯來治療過敏性鼻炎，在通鼻竅的同時酌加清肺熱的藥。台灣北部冬天寒氣與濕氣偏重，適用溫熱一點的中藥如辛夷散加上小青龍湯；而中南部較為炎熱，病人的體質也相對容易化熱，鼻涕黏稠、鼻涕倒流的現象較多，往往要再加上黃芩、魚腥草等中藥，減少鼻涕黏稠發炎的現象。

【過敏免疫疾病 2】
鼻竇炎

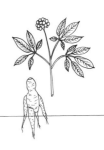

　　鼻過敏與鼻竇炎也息息相關。許多過敏性鼻炎的病人，經常大量分泌鼻涕，一旦合併嚴重的發炎或是感染，造成黏膜發炎，大量黏液積存在鼻竇內，或是因為呼吸道反覆感染細菌、病毒或黴菌而引起鼻竇炎。鼻竇炎在成人、小孩都會發生，15 歲以下兒童發病的比例也相對高，而且常合併上呼吸道感染，造成急性鼻竇炎。

　　了解鼻竇炎之前，先了解它的構造（見下頁圖）。鼻竇是指在眼眶、鼻腔周圍的空腔，共有 4 對，包括：額竇（位於前額）、上頜竇（鼻腔外側）、篩竇（兩眼之間）及蝶竇（鼻腔後上部），它們都與鼻腔相通。空腔內有黏膜，分泌黏液，協助滋潤、過濾吸入的空氣。

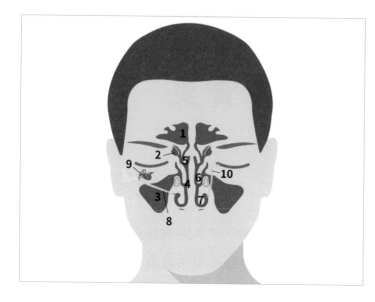

鼻竇構造圖：
1 額竇
2 篩竇
3 上頜竇
4 鼻腔
5 上鼻甲
6 中鼻甲
7 下鼻甲
8 耳咽管
9 中耳
10 鼻淚管

≫ 鼻竇炎常見的症狀

◇ **鼻竇的部位壓下去會痛**：這是因為鼻竇的發炎黏膜腫脹，引起
疼痛或漲痛感，有些病人形容為頭痛，鼻竇的阻塞，造成氣滯
不通，許多患者會有頭痛或局部壓痛感。

◇ **鼻塞**：因為鼻竇的空腔與鼻腔內塞滿粘液，許多人鼻塞感會加
重。

◇ **嗅覺喪失**：聞不到味道。

◇ **發燒**：嚴重的鼻竇炎，因為感染，導致發燒。

◇ **耳朵痛**：耳朵與鼻腔最裡面靠近上咽部處有耳咽管相通，若膿
液堆積，造成中耳炎，耳朵就會疼痛。

◇ **上排牙齦疼痛**：上頜竇鄰近上排牙齦，若此處發炎，可能以為是牙齦痛。

◇ **疲倦**：慢性發炎耗損身體能量，常感疲倦。

　　鼻竇炎可分為：急性（4 週內復原）、亞急性（病程 4 ～ 12 週）、慢性（持續超過 3 個月）、反覆性鼻竇炎（反覆發生，比如一年發作 4 次，每次 7 ～ 10 天）。比較令人擔心的是併發症，鼻竇炎嚴重時可能造成眼球發炎，影響視力。鼻竇再往後就會是腦部，也怕細菌、病毒進入腦部，引起發炎。

≫ 西醫多用抗生素與內視鏡手術

　　西醫多用抗生素治療鼻竇炎，萬一效果不好則考慮手術，常見的手術為「功能性內視鏡鼻竇手術」（Functional endoscopic sinus surgery），透過內視鏡改善阻塞的地方，重新建立鼻竇引流通道，使其恢復通氣，進而改善鼻竇炎。

≫ 中醫著重疏風清熱，調理「鼻淵」

　　在中醫門診不時聽到鼻竇炎的病人說：「已經吃抗生素幾個星期了，愈用愈強，怎麼還沒有好？」或者即使接受治療，但鼻竇炎仍反覆發作。這時可考慮看中醫。

中醫古籍稱鼻竇炎為「鼻淵」，「淵」意指深處。《黃帝內經》中記載：「膽移熱於腦，則辛頻鼻淵，鼻淵者，濁涕下不止也。」後世醫家便把「濁涕下不止」作為鼻淵的主要症狀。

鼻竇炎偏實證，如西醫所說的感染，在免疫學上屬於感染造成的第一型免疫反應，在中醫認為「火熱」上蒸鼻竅，或「濕熱」停聚鼻竅、發炎嚴重，治療時以疏風（清除外來感染）、清熱（減少發炎）、祛濕（去除黏液）為原則。

此外也有虛證，比如病人肺氣虛寒，因而呼吸道黏膜的免疫力差；脾氣虛弱，造成濕氣重、黏液多，引起鼻竅失養、邪毒滯留鼻竅，因此在治療時也要考慮加上補肺健脾的藥物。中醫典籍中有許多用來治療「鼻淵」的處方，比如：《溫病條辨》中的黃芩滑石湯：包含黃芩、滑石、通草、茯苓、豬苓、大腹皮、白荳蔻、《蘭室秘藏》中的溫肺湯：使用黃耆、升麻、葛根、羌活、防風、麻黃、蔥白、丁香、甘草。此外還有《醫方集解》中的蒼耳散、《外科正宗》中的辛夷清肺飲、《醫宗金鑑》中的托裏消毒飲、《和劑局方》中的龍膽瀉肝湯等。

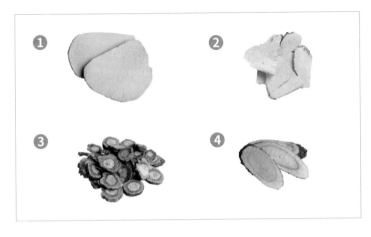

❶ 茯苓
❷ 葛根
❸ 防風
❹ 甘草

⫸ 清熱解毒兼扶正，避免復發

　　鼻竇炎是一種很常見的疾病，根據中醫理論，它是由邪氣入侵、熱毒滋生、膿液積聚、陰虛痰瘀等多種因素造成的。因此，在治療鼻竇炎時，中醫會採用「斷絕膿源、通竅暢竇、排膿引流」三種方法來治療，同時也重視提升身體的免疫力，預防疾病反覆發作。

斷絕膿源

　　跟西醫使用抗生素的原理相似，以清除感染源、解毒為目的，但不同的是，中醫同時重視扶正，藉由提升免疫力，避免鼻竇炎反覆發作。

清熱解毒常用藥包括：金銀花、連翹、龍膽草、黃芩、牛蒡子、魚腥草、栀子等；扶正祛邪常用藥包括：黃耆、人參、黨參、白朮、茯苓等；而針對陰虛肺燥的萎縮性鼻炎合併鼻竇炎時，可用沙參、黃精、石斛等。

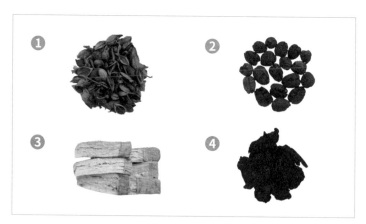

❶ 連翹
❷ 栀子
❸ 黨參
❹ 黃精

通竅暢竇

　　中醫常用疏風宣肺、行氣活血之法促進局部血液循環、通竅暢竇，跟西醫用手術來清除膿液的想法類似。當鼻竇血液循環良好，黏膜可吸收膿液，或許可以不需要開刀。

　　常用來疏風宣肺通竅的藥物有麻黃、紫蘇、蒼耳子、辛夷花、薄荷、白芷等，而常用的行氣活血通竅藥物有川芎、皂角刺、石菖蒲等，主要用於鼻竇炎日久不癒，經脈阻滯，氣滯血瘀。

排膿引流

中醫在排膿引流的方法有兩種,使用化痰利濕排膿藥物,如桔梗、薏仁、浙貝母、白芷等,或是使用益氣升陽的中藥以托毒排膿,如黃耆、白朮、人參、黨參、升麻、柴胡等,目的是調節免疫,減少復發。

≫ 合併中醫治療,鼻竇炎不一定要挨一刀

我曾在 2015 年在《國際過敏及鼻科學論壇(International Forum of Allergy and Rhinology)》期刊發表一篇研究,慢性鼻竇炎的病人合併中醫治療,最後需要用到「功能性內視鏡鼻竇手術」(Functional endoscopic sinus surgery)的比例降低很多,4294 人中僅 176 人需要手術,約占 4%;而未接受中醫治療的病人,10512 人中有 2226 人需手術,高達約 21%。研究也發現,接受中醫合併治療的病人,有 83% 最後不再需要西醫手術治療,顯示中醫治療鼻竇炎有一定成效。

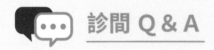

診間 Q & A

Q 如何區分是過敏性鼻炎、鼻竇炎還是感冒？

A 過敏性鼻炎跟感冒初起的症狀很類似，但是過敏性鼻炎往往具有季節性或是時間性，也就是氣溫變化或是早晚溫差大的時候症狀多，白天活動後曬曬太陽，有時症狀就緩解，而感冒則是一整天都有症狀，容易在感染初期發燒，但一般在 5 至 7 天內都會緩解，除非再次感染。

而鼻竇炎通常在感冒感染症狀加重，或是鼻過敏病人的鼻黏膜發炎症狀加重時出現，嚴重的鼻竇炎也會發燒，典型的鼻竇炎會有鼻竇處脹痛，而且鼻涕呈黃綠色且黏稠，往往合併嗅覺減退或是呼吸有異味。

【過敏免疫疾病 3】
氣喘

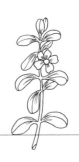

　　國小三年級的王小弟，從小就是典型的氣喘兒，每次感冒咳嗽都會伴隨「咻咻」聲，咳嗽也是拖了大半個月才好，早晚咳得特別厲害，有時半夜還會咳到睡不著，每當天氣轉冷或是玩得太激動，「酷酷嫂」就接著出現，有時候因為氣喘發作，還必須半夜到急診報到好幾次，媽媽在門診焦急地問道：「我們家裡已經天天打掃，床單、被套、枕頭套每個禮拜都清洗，還有什麼方法可以不要再『酷酷嫂』？」

　　這是臨床上常見的場景。過敏有所謂「過敏三部曲」，通常從異位性皮膚炎開始，如果沒有讓過敏緩解下來，接下來會隨著年紀增加，進展到鼻子過敏與氣喘。一旦進展到氣喘，對肺功能影響大，也會造成更多生活上的困擾。要讓「過敏三部曲」停下來，最好的方式就是從小開始就把體質養好。

　　當然，調理體質不是只有 6 歲以前才能做到，在人生不同階段，能夠把身體調理好，過敏也能夠減少。

由過敏免疫引起的呼吸道疾病，除了過敏性鼻炎，氣喘也很常見，約兩成兒童受氣喘之苦。棘手的是，氣喘如果沒有好好控制，可能會延續到成年，甚至老年時增加罹患慢性肺阻塞（COPD）的風險，時常覺得呼吸喘促。

≫ 氣喘為什麼發作？

從西醫的角度解釋

氣喘發作是因為接觸外來過敏原（如塵蟎）或氣候變化，且免疫力傾向第二型過敏免疫，誘發過敏細胞活化，引起呼吸道急性變化——氣管收縮、呼吸變喘；當發炎嚴重，呼吸道還會腫脹，呼吸更加不順，稱為第二型氣喘（type 2 asthma），也是最常見的氣喘過敏免疫表現。也有一部分的病患，不是由第二型過敏免疫誘發，也會有氣喘的症狀發作，稱為非第二型氣喘（non-type 2 asthma）。

氣喘患者在遇到各種內因性或外因性的刺激時，會造成呼吸道的過度反應（airway hyperresponsiveness）與支氣管的收縮（bronchoconstriction）。呼吸道的過度反應過程中，也會發生慢性變化。它會分泌發炎物質——痰，甚至因反覆發炎反應發作後，導致呼吸道纖維化、重塑變形。

中醫解釋氣喘的病因

中醫稱氣喘為「哮喘」，與肺、脾、腎 3 個臟腑有關。清代李用粹在《證治匯補》中寫道：「哮為痰喘之久而常發者，因內有壅塞之氣，外有非時之感，膈有膠固之痰。」中醫認為氣機的調暢非常重要，胸中的元氣原本有升有降，卻阻塞住，變成氣道壅塞、呼吸不順暢；「非時」則描述氣候的變化如風寒外邪，也包括過敏原的誘發；「膠固之痰」描述痰液的蓄積，導致最後黏稠卡在胸膈，很難咳出來，甚至造成呼吸道重塑變形，描寫氣喘的特徵十分貼切，也呼應現代醫學的解釋。

≫ 寒喘需要溫藥，熱喘需要涼藥

中醫將氣喘分為兩種證型：

寒喘

受到風寒，寒主收引（收縮），因此呼吸道會收縮、咳嗽、喘。寒喘的病患的痰液往往都是稀稀水水的，用溫化寒痰水飲的方法，可以發散寒邪，減少痰飲，鬆開氣管、減輕氣喘，比如麻黃、紫蘇、乾薑、小青龍湯、三子養親湯（紫蘇子、白芥子、萊菔子）等。

熱 喘

發炎較嚴重時，呼吸道粘膜腫脹，支氣管相對變得狹窄、腫脹，痰往往容易變得膠著黏稠，顏色偏黃，有時候還會有黏稠的黃綠鼻涕，此時需要使用到清熱化痰的中藥，例如黃芩、白果（銀杏的果實）、浙貝母、瓜蔞都很適合，也經常使用麻杏石甘湯、定喘湯等中藥。

為什麼有寒喘、熱喘之分？中醫講究人跟環境的關係，體質當然是一個因素，而環境也影響健康，要綜合來看。

從症狀上來分，同樣一個過敏原引起氣喘，住在北方的人可能往寒喘發展，需要用溫一點的藥物治療，而住在南方的人生活環境濕熱，體質也會偏濕熱，可能就會偏向發炎，變成熱喘，適用清熱的處方。例如一樣在台灣，北中南環境上還是有差別。我在林口長庚醫院服務的時候，偏寒喘的病人比較多，現在在中部的中國醫藥大學附設醫院服務，熱喘的病人就相對比較多。

≫ 調整過敏免疫的功能，才能減少復發

西醫治療氣喘，會用氣管擴張劑擴張氣管，並用類固醇減輕氣管發炎，但是較缺乏補足正氣的藥物，難保它不會再發作。過敏疾病不是光把過敏原除掉就好，也不是減輕症狀就會好，必須

調整過敏免疫的功能，才能減少復發。

全球氣喘創議組織（Global Initiative for Asthma，GINA）是由世界衛生組織及美國國家衛生院邀請世界各國專家學者組成的國際組織，擬定了診斷治療氣喘的指引，將氣喘分為 5 個階段的治療：一開始用短效型的氣管擴張劑緩解，再接上低劑量的吸入型類固醇，如果症狀沒有好轉，甚至愈來愈嚴重，就再加上其他的擴張劑、免疫調節劑。

西醫這幾年也發現，治療氣喘不是只靠氣管擴張劑把氣道打開，讓它通暢就夠了，免疫調節也很重要，因此會用免疫抑制劑。用類固醇抑止發炎，有點像在對抗發炎反應，把它壓下來，有時效果不是非常理想。近年已有非類固醇藥物，甚至是生物製劑，用來抑制發炎、調節免疫力。

雖然有些西藥長期或不當使用有副作用，然而也有優點，比如藥物的劑型多，有針劑也有口服藥物。當氣喘急性發作，病人掛急診，噴氣管擴張劑不到 20 分鐘就可以緩解；如果吃中藥，從服用到發生作用，通常至少需 1 至 2 小時。

≫ 補足肺、脾、腎氣，氣喘不再來

中西醫治療氣喘，基本的用藥與劑型不同。西醫偏向對抗型

治療，壓抑發炎反應；中醫則是用扶正袪邪的方式來治療。

免疫力就像翹翹板，如果第二型過敏免疫較強，引起發炎，有些中藥也可以把第一型免疫拉起來，抑制發炎，將來遇到過敏原或受到風寒，誘發發病的閾值提高（需要更多的過敏刺激或是氣候的變化），也就是身體的耐受力變好，就不易發病。益生菌的原理就是這個免疫調理的翹翹板，增加第一型免疫。

中醫會依體質把病人分為 3 類，分別用補氣藥在慢性緩解期治療氣喘、減少復發：

肺氣虛

平時動一下就流汗，肺活量差、走路會喘，臉色蒼白，適合補肺氣的藥，如玉屏風散。

脾氣虛

平時易消化不良，感冒時痰、鼻涕多，表示脾氣不足，因此體內濕氣多，適用六君子湯、參苓白朮散等，這些藥物健脾燥濕，可減少痰液與鼻涕。

此外，實證研究發現，有些中藥例如六君子湯、參苓白朮散都含有的茯苓，富含多醣體，可調節免疫力，當第一型免疫力上升，第二型過敏免疫就相對下降，也可以降低氣喘發作的機會。

腎氣虛

兒童氣喘常因肺、脾虛,而老人家氣喘、咳嗽,常合併有腎氣虛,甚至肺、脾、腎三者皆虛。例如有些氣喘的長輩也容易腰痠、手腳冰冷、夜尿、頻尿,表示腎氣不足甚至有腎陽虛的症狀,臨床上會使用補益腎氣加上溫腎陽的藥,如八味地黃丸,這個處方裡面有附子、肉桂這些溫熱的中藥,也能夠調節免疫力,減少氣喘的發作。

≫ 中藥不但改善症狀,還能提升肺功能

國內外愈來愈多臨床試驗發現中藥對氣喘的療效。美國西奈山伊坎醫學院(Icahn School of Medicine at Mount Sinai)的研究團隊用 3 種中藥組成的複方治療氣喘,發現不僅能改善症狀,甚至可以提升肺部功能。這 3 種藥包括:

◇ **靈芝**:含多醣體,可調節免疫力。

◇ **苦參根**:清熱祛濕,減少發炎。

◇ **甘草**:補益元氣,調和藥性,也有抗發炎的作用。

這項大型臨床試驗的研究結果發表在 2005 年的過敏免疫領域頂尖期刊《過敏及臨床免疫學(Journal of Allergy and Clinical Immunology)》。

長庚兒童醫院及中醫部合作的臨床試驗則是用定喘湯來治療兒童氣喘。除了西醫常規治療，再讓小朋友服用定喘湯，不但減輕呼吸道過敏反應，功能也顯著改善，研究結果發表在 2006 年的《兒童過敏及免疫學》（Pediatric Allergy and Clinical Immunology）國際期刊。

中國醫藥大學附設醫院中醫兒科主治醫師張東迪也做過兒童氣喘的臨床試驗，處方以麥門冬湯及六味地黃丸為主的配方，透過西洋參補氣、麥門冬潤肺生津等作用，發現該處方可以改善氣喘的症狀及肺部功能。研究結果發表在 2005 年的《兒童過敏及免疫學（Pediatric Allergy and Clinical Immunology）》與 2006 年的《植物療法研究（Phytotherapy Research）》國際期刊。

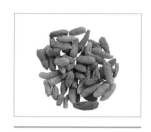
麥門冬

≫ 北冷南熱，處方不同

為什麼這些不同的處方，用在不同國籍的人身上都有效？在長庚醫院的研究中，因為台灣北部冬天較冷，所以用定喘湯，讓病人免於外感風寒，並減輕肺部發炎；而在中國附醫做的臨床試驗，用麥門冬湯及六味地黃丸為主，效果比較好，可能是因為中

部的氣候相對溫暖，適合益氣生津的處方，改善肺功能。

由此可見中醫奧妙的治療哲學，在不同地域的人，即使同樣得了西醫診斷出的氣喘，但中醫還是會將它細分為寒喘或熱喘，甚至氣陰兩虛，處方也隨之不同。

我任職林口長庚醫院時，常開給氣喘病人定喘湯或小青龍湯，但在中國附醫，氣喘病人的舌苔常剝落得較多，表現為氣陰兩虛的病患，麥門冬湯的效果就比較好。

我記得有位小病人，使用了吸入型類固醇及口服氣管擴張劑，但氣喘仍反覆發作。他的舌苔明顯剝落、舌頭上有裂紋，是典型的陰虛症狀，我開給他麥門冬湯，服用兩星期後就大幅改善減少喘鳴及咳嗽。因應不同地域、氣候及個人體質而給予不同處方，這是中醫個人化醫療的特色。

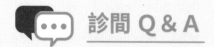

診間 Q & A

Q 氣喘兒可以吃冰嗎?

A 氣喘兒可以吃冰、喝冷飲嗎?過去曾有針對國內氣喘病童的研究報告顯示,47% 的病童在喝下冰水會出現咳嗽、肺功能下降等類似氣喘發作的症狀。

另有研究指出,東方人飲用冰水,引發症狀的比例遠高於西方人,這跟東西方人體質與飲食習慣有關,身為東方人還是需小心,飲料盡量退冰後再喝,也不建議大口吃冰、涼快暢飲,最好先含在口中一會兒,等冰涼感退了再吞嚥,對氣管的刺激比較小。

3.4

【過敏免疫疾病 4】

異位性皮膚炎

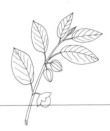

「醫生，我最大的心願，就是可以穿著短袖、短褲參加畢業旅行。」我曾在門診遇到一位病人這麼跟我說。她是個國中女生，因為異位性皮膚炎造成皮膚紅腫、不停搔抓，她不想讓人看到皮膚的慘況，連夏天也穿著長袖、長褲，實在辛苦。

在中西醫合作治療下，幾個月後，她的皮膚恢復得非常好，終於完成穿短袖跟同學出遊的心願，留下美好回憶。

異位性皮膚炎在台灣的盛行率約為 10%。夏天濕氣重加上暑熱，秋冬乾燥，全年都可能發作。

才出生不久、1 歲以下的小嬰兒，異位性皮膚炎就有可能發作，大約 45% 的嬰兒在 6 個月大前就會出現症狀，60% 在 1 歲前發病，最晚通常不會超過 5 歲發病。

屋漏偏逢連夜雨。許多患者在幼兒時期不僅異位性皮膚炎發作，還會接連出現過敏性鼻炎或氣喘，家長不要誤以為「長大了

就會好」而輕忽不治療，最好及早把異位性皮膚炎控制好，這是
讓孩子減少受苦、快樂成長重要的關鍵。

理論上抽血可以檢查過敏原指數（免疫球蛋白 IgE）以及過
敏原（CAP 與 MAST 兩大類），但因為嬰幼兒抽血不易，很少
讓他們接受各式各樣的過敏原檢查。再者，許多患者其實常常測
出陽性致敏的食物，吃下去卻沒事。

≫ 好發在皮膚皺褶處，常有家族病史

如何診斷異位性皮膚炎？它通常有以下臨床特徵：

◇ 癢
◇ 反覆發作
◇ 分布在皮膚皺褶處
◇ 明顯的家族過敏性體質（例如過敏性鼻炎、氣喘、異位性皮膚
　炎、過敏性結膜炎等）。

中醫古籍根據疹子的表現稱為「四彎風」（表現在手彎、腳
彎處的疹子）、「胎斂瘡」、「奶癬」、「浸淫瘡」等。最好的
診斷方式是看皮膚病灶，如果符合疹子分佈位置在「皮膚皺褶」
的特點，加上「家族過敏性體質」，往往八九不離十。

≫ 異位性皮膚炎致病原因

中西醫觀點互相參照，異位性皮膚炎跟幾個原因有關：

皮膚屏障不夠，遇上過敏原入侵

當皮膚屏障不足（缺水、無法保濕），過敏原入侵，第二型免疫被誘發，樹突狀細胞接受到過敏原，把過敏原呈現給 T 細胞，T 細胞以為遇到很多「壞人」而大量增生，血球聚集在皮膚，皮膚因而充血、發熱、發炎，並產生滲出物。

中醫則認為，過敏原可視為入侵身體的「外邪」，外邪又可分為風、寒、暑、濕、燥、火，病人的皮膚發熱、充血、有滲出物，是濕與熱的外邪，也會合併有風邪，讓病人覺得搔癢而搔抓。搔抓更加破壞皮膚屏障，細菌（外邪）跑進去，通常是以金黃色葡萄球菌為主，引起第一型免疫反應，也引起更多濕熱，症狀更嚴重。

如果持續搔抓，表皮脫落又增生，抓到最後，進入慢性階段，皮膚會愈來愈厚，呈現苔癬化；血液循環愈來愈差，不再充血，皮膚也愈來愈乾燥，接著脫屑、膚色暗沉。中醫認為這是局部血瘀、血虛。

食物

反映在中醫提到的脾胃。燥熱的食物，例如油炸、燒烤、辛辣、咖哩等，這些食物通常吃了容易覺得口乾舌燥或是皮膚症狀容易惡化，中醫認為是一種熱邪，特別會加重濕疹的表現。

情緒變化

反映在肝的問題。許多異位性皮膚炎的病人，一則因為反覆搔抓，一則因為體質偏燥熱，表現在情緒上較為急躁，而這樣的體內燥熱，容易讓皮膚症狀加劇。

≫ 中醫觀點：與肺、心、肝、脾有關

就中醫來講，異位性皮膚炎牽涉 4 個主要臟腑：

肺

肺主皮毛，許多皮膚疾病的病人，同時也會有呼吸道的「肺」系疾病，例如氣喘或過敏性鼻炎。

心

心主血，除了跟血液循環有關，也跟皮膚的血液滋潤有關，病人的皮膚會充血、發紅或乾燥、膚色暗沉，都反映「心」方面的問題。

肝

肝主怒，跟情緒變化有關，也跟體內的新陳代謝有關，病人的情緒變化反映出「肝」氣鬱結，而肝藏血，血液滋潤的不足也會對於皮膚也會有所影響。

脾

異位性皮膚炎病人常有「脾」偏虛的現象，特別是在濕氣較重的病人。脾主消化、水分代謝，身體濕氣重，中醫認為是「脾虛」。體內濕偏多，皮膚就會浮腫，搔抓後流湯流水；除了濕氣，夾雜熱邪偏多的時候，皮膚還會充血偏紅。

≫ 體質偏熱，皮膚癢癢癢

異位性皮膚炎病人，通常體質以「熱」為主，在不同時期根據肺、心、肝、脾等臟腑的表現調理，對稱性的病灶經常出現在

兩頰、耳後、脖子、四肢，甚至軀幹表面。燥熱的體質會出現乾燥、搔癢、脫屑的病灶，濕熱偏重的體質則皮膚會出現紅斑性丘疹、水皰、糜爛、滲液、結痂，嚴重則會分布四肢並產生膿皰。

各時期常見的特徵如下：

類　型	常見發生期	中醫體質	皮膚病灶特徵
乾燥型	嬰兒期	血虛風燥	皮表乾燥、搔癢脫屑。
滲出型	嬰兒期	濕邪汜濫	水皰丘疹、結痂滲液。
濕疹型	兒童期	濕熱蘊結	手肘、膝窩、脖子等屈側出現丘疹、甚至有滲出物或感染。
癢疹型	兒童期	血虛生風	四肢背部丘疹、薄痂生硬轉褐色。
苔癬化	少年至成年	血瘀血虛	因乾燥受損斑疹生肥厚苔癬化、表面白色鱗屑、色素沉著、自覺劇癢。

≫ 治療異位性皮膚炎的祕密，藏在中國城裡

2011 年，我在長庚醫院服務的時候，研究發現中醫師最常開給異位性皮膚炎病人的處方是消風散，成分包括：荊芥、防風、當歸、生地、苦參、蒼朮、蟬蛻、胡麻仁、牛蒡子、知母、石膏、木通、甘草，可以疏風清熱、除濕消腫。

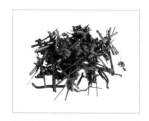

荊芥

中醫古籍《外科正宗》提到：「消風散內有荊防，蟬蛻胡麻苦參蒼，知膏蒡通歸地草，風疹濕疹服之康。主治：風疹，濕疹。皮膚疹出色紅，或遍身雲片斑點，瘙癢，抓破後滲出津水，苔白或黃，脈浮數。」這是古人常用來治療風疹與濕疹的方劑。這項研究結果發表在 2014 年的《輔助醫學治療（Complementary Therapies in Medicine）》。

現在消風散也經常在臨床用來治療異位性皮膚炎。曾任中國醫藥大學附設醫院中西醫結合科的鄭慧滿醫師曾做過臨床試驗，將 69 位異位性皮膚炎病人分為兩組，一組用消風散，另一組用安慰劑，各治療 8 週，結果發現使用消風散的實驗組各種症狀如皮膚發紅、皮膚搔抓及損傷，甚至睡眠品質都明顯改善。這項研究結果發表在 2011 年的《國際過敏及免疫學輯錄》（International Archives of Allergy and Immunology）。

國外也發現中藥治療異位性皮膚炎的效用。英國的皮膚科醫師 David J. Atherton 和 Mary P. Sheehan 曾做過一個臨床試驗，簡稱 London Study（倫敦研究）。他們發現一位異位性皮膚炎的男孩一陣子沒來看診，再回診時，病竟然好了，便好奇詢問怎麼回事，原來，病人家長帶病童去中國城看一位中醫師，接受中藥治療，皮膚就好了。

Atherton 和 Sheehan 醫師便去中國城拜訪這位中醫師，了

解處方。中醫師提供的處方成分類似消風散，再加上可清心火的導赤散，他們便拿這 10 味藥（包含荊芥、防風、白蘚皮、蒺藜、白頭翁、木通、淡竹葉、熟地黃、赤芍藥、甘草）來做成人異位性皮膚炎的隨機交叉臨床試驗，一組病人先吃中藥 8 週，症狀大幅改善；接著停藥 1 個月，症狀便復發；最後再吃用迷迭香、薄荷及香草組成的安慰劑，結果症狀沒有改善。而對照組先服用安慰劑，症狀沒有好轉，改服用中藥時，症狀大幅度改善。這項研究發表在頂尖的醫學期刊《刺胳針（Lancet）》。

以同樣處方，在兒童病人做臨床試驗，也同樣有效，研究結果發表在《兒童皮膚科學（Pediatric Dermatology）》及《英國皮膚科雜誌（British Journal of Dermatology）》醫學期刊。

≫ 氣候不同，處方也會調整

香港也曾用上述處方做臨床試驗，但效果較不明顯，可能是因為英國氣候濕冷、香港偏濕熱，病人體質也易化熱，所以需要不同處方。香港中文大學改用黃柏、蒼朮、金銀花、甘草、薄荷為處方，治療兒童異位性皮膚炎，不但皮膚症狀改善，連反映第二型免疫的發炎指標也降低了。

廣州中醫藥大學曾用金銀花、甘草、薄荷、黃精等中藥做成藥浴，再加上口服中藥，發現相較於對照組（服用西藥），中藥

藥浴加口服中藥改善異位性皮膚炎的效果明顯。

≫ 中西醫合作，協助病人改善膚況與生活品質

2017 年開始，中國附醫開始一項中西醫合作治療異位性皮膚炎計畫，由我來主持，皮膚科、兒童過敏風濕免疫科、中醫兒科 3 位醫師在同一個診間一起看病人。

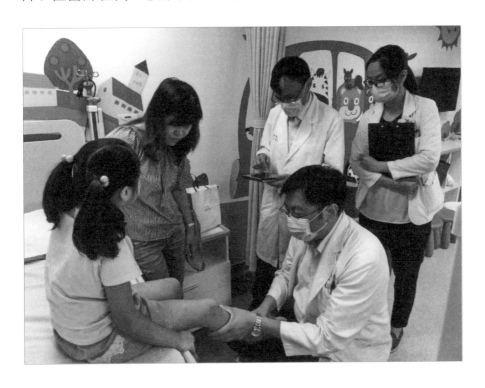

這個過程也是中西醫互相學習的機會。我向西醫學到，類固醇分不同等級，異位性皮膚炎急性發作時，要請西醫開藥控制搔

癢、發炎，儘快幫病人緩解症狀；而西醫則學到中醫的基本看診思維與觀察重點，比如舌苔厚，代表濕氣重；舌質紅，代表體內熱多。

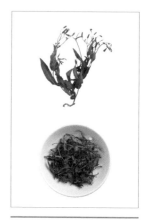

蒲公英

我們也藉中西醫聯合門診蒐集 30 個病例做臨床研究。一開始病人先用西藥類固醇、抗組織胺治療，然後慢慢減少，此時加上中藥藥浴（成分包括金銀花、黃精、薄荷、甘草、蒲公英、紫花地丁等）、中藥濕敷（患處塗上紫雲膏後用繃帶包起來，保濕且避免搔抓），最後完全停用西藥。

我曾遇過一位阿嬤帶著孫子來看病，小嬰兒的臉上、身上，甚至頭皮都已流湯、潰爛，看過中西醫，也買了昂貴的乳液、嘗試偏方，但病情仍不見改善。我當時安排他們到中西醫聯合門診，由皮膚科、過敏免疫科醫師和我一起看診，用口服中藥、中藥藥浴，加上濕敷療法，西醫也開了止癢的抗組織胺，讓小寶寶晚上睡得安穩。

我記得很清楚，當我們把嬰兒放在床上做檢查時，他的手腳不停地動，他還那麼小，無法用手抓癢，可是又難忍，只好一直扭動、摩擦肢體，用這種方式抓癢、止癢，看了很不忍心。

治療 5 週後，寶寶的皮膚狀況明顯改善，傷口都慢慢痊癒了，經過半年調理，症狀改善八成以上。現在媽媽偶爾還會帶他來讓我看一下，皮膚光滑細嫩，很難想像他曾經那麼辛苦。

這樣中西醫合作治療異位性皮膚炎，我們發現兒童異位性皮膚炎病人臨床上以血熱風燥兼夾濕熱最為常見。接受中西醫合作診治照護後，不論是濕疹範圍、嚴重程度、搔癢、睡眠均顯著改善。不僅皮膚症狀好轉，患童本身的生活品質與家庭的生活品質也明顯改善，特別是進入追蹤期以後，所有評估指標並沒有明顯的反彈或是惡化，現在也作為我們在中西醫合作治療異位性皮膚炎的參考。

中國附醫中西醫聯合門診由中醫部與兒童醫院合作，以「中西醫整合照護，全面守護過敏兒」榮獲 2021 年 SNQ 國家品質認證標章，並且持續獲得認證通過。透過跨團隊整合照護，以中西醫整合兒童過敏疾病治療為特色，同時透過門診資訊系統整合提供中西藥用藥交互作用提醒。對於中重度異位性皮膚炎患者，一開始病人依照醫師評估決定是否需要使用西藥類固醇、抗組織胺治療或口服中藥治療，西藥的作用迅速，能夠協助緩解病童的不適，使用中藥藥浴、中藥濕敷，也能夠慢慢減少西藥用量，透過中西醫合作，協助病患改善病情。

≫ 總結異位性皮膚炎原因與對策

總結來說，異位性皮膚炎有 4 個主要原因：

基因

有些人生來就帶有過敏基因，這是目前醫學上無法改變的。

環境因素

環境或食物的過敏原引起異位性皮膚炎，可透過檢測得知，並且避開過敏原。

皮膚屏障

保濕是皮膚重要的功能，除了乳液等保濕劑，透過西藥藥膏或中藥藥膏（如紫雲膏）、中藥藥浴、濕敷加強保濕，都能維持皮膚屏障。

免疫力

西醫可用類固醇或不含類固醇的藥物調節免疫力，嚴重者可使用拮抗 IL-4 或 IL-13 細胞激素、IgE 免疫球蛋白的單株抗體，但是幼兒是否能夠使用，目前還沒有定論。中醫則可以透過口服中藥調整體質，達到調控過敏免疫的作用。一方面加強皮膚屏

障，一方面調節免疫，異位性皮膚炎可望改善。

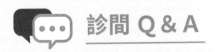
診間 Q & A

Q 濕疹跟異位性皮膚炎有什麼不同？

A 濕疹跟異位性皮膚炎看起來都是紅紅的，也都會癢，引起搔抓，產生滲出物，兩者易混淆。兩者的不同在於，異位性皮膚炎的病灶常左右對稱，比如兩側手肘、兩側膝窩、左右耳後，也常有家族遺傳，而長濕疹的位置不一定對稱，也沒有家族史的現象。兩者都跟體內濕熱有關，治療原則也很類似。

Q 濕敷療法是什麼？

A 將繃帶與保濕劑或藥物塗敷在皮膚上，通常建議於睡前洗完澡後執行，睡眠時，濕敷可減少搔抓對皮膚的傷害、促進乳液和藥物的吸收、增加皮膚保濕能力、加速皮膚修復、並且使皮膚降溫、減少癢感。中國醫藥大學附設醫院的中西醫聯合門診團隊，將濕敷療法拍攝成影片，提供民眾參考。

濕敷療法衛教影片
QR Code 與連結：
https://youtu.be/
GfZCTYpL5jE

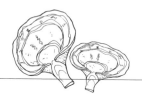

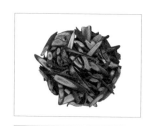

3.5

【過敏免疫疾病5】

蕁麻疹

一位阿嬤蕁麻疹反覆發作，困擾她半年以上，持續服用西藥治療。後來她決定試試中醫。我開給她消風散、柴胡桂枝湯、牡丹皮、地黃、白蘚皮、地膚子，兩週後再回診，她驚訝地說：「這兩星期都沒發作！」後來，她的蕁麻疹發作的頻率

桂枝

與病灶面積也都持續減少，沒再發作。阿嬤很開心，之後把全家大小都帶來給我看。

急性蕁麻疹是過敏免疫的表現，往往有可見的誘發原因，大部分來自食物，如魚或蝦蟹等有殼類海鮮，因所含的蛋白質、甲殼素分子結構較大，不易代謝，被身體視為外來過敏原，因而產生過敏反應。

第一次吃進這些東西，身體剛認識它，可能沒有明顯反應，第二次再遇到就會快速反應，皮膚起一片紅疹、嘴唇腫得像香

腸，連眼皮也紅腫，甚至嚴重到連氣管也腫起來，呼吸困難。

但急性蕁麻疹通常來得快去得也快，避免接觸過敏原，多喝水，改善體內代謝，通常半天後或過一晚就會退掉。

≫ 找不到誘發原因更棘手

身體如果對過敏原產生耐受性、能克服它，下次再遇到它就沒事，但有些人對過敏原產生記憶，每次遇到它就起過敏反應，變成棘手的慢性蕁麻疹，只要一吃某食物就過敏。有些人遇到溫度變化就會誘發，比如天氣變悶熱、洗熱水澡，血管擴張，免疫細胞跑到皮膚多一些，就發作了。更麻煩的是，有些人根本找不到明顯的誘發原因，無從預防。

蕁麻疹可能是各種內源性或外源性的因素造成，也會看到一些本來就有其他過敏性疾病的病人（如過敏性鼻炎、氣喘、異位性皮膚炎），容易合併蕁麻疹。

有些人對海鮮蝦蟹類過敏，這比較容易自覺發現，避開就能夠減少發作，中醫典籍《證治要訣》也提到「有人一生不可食雞肉及獐魚動風之物，才食則丹隨發」，「丹」就是指紅色皮疹。

然而，許多慢性蕁麻疹的病人找不到確切的原因，包括藥物、食物、感染、花粉、粉塵，甚至是日曬、溫度變化與皮膚摩

擦等都有可能，再加上免疫力的改變或是情緒壓力，都會造成蕁麻疹發病。

西醫經常使用抗組織胺或低劑量的類固醇口服藥物治療，在急診有時候使用抗組織胺或合併類固醇注射後，能夠迅速緩解皮膚搔癢過敏症狀。然而，病人比較困擾的是，有時候蕁麻疹急性期過後，仍會每天或每幾天再發作一次，變成慢性蕁麻疹，需要長期使用抗組織胺。

≫ 蕁麻疹好發在兩個族群

長者

老化造成免疫力改變，易被外來過敏原誘發而發作。中醫典籍《醫宗金鑒》也記載「風邪多中表虛之人」。

年輕上班族

情緒緊繃、壓力大，像燜燒鍋，久了火氣就爆發出來，表現在皮膚。中醫典籍《瘍醫大全》提到：「火聚胸中，肺受熏蒸，心火愈熾，或熱極反兼風化，或客風鼓動內火……熱極生風而發。」就是描述這種情志變化造成的皮膚病灶。

≫ 診治分寒熱，考量環境氣候與病灶

中醫古籍有許多跟蕁麻疹相關病名的記載，包括「癮疹」（隱疹、隱胗、隱軫）、「風瘙」、「風瘙隱軫」、「風瘖」、「風疹瘙瘡」、「赤白游風」、「風疹塊」等病名。

臨床上有時候也會看到蕁麻疹是在病人感冒著涼後一段時間開始發作，如《諸病源侯論》所說，「風瘙隱軫」是一種「邪氣客於皮膚，復逢風寒相折」的皮膚病灶，又可以分成偏熱性的蕁麻疹（「赤疹」或「赤軫」），顏色偏紅，天氣悶熱症狀加劇，或是偏寒性的蕁麻疹（「白疹」或「白軫」），顏色偏白，陰雨天或天冷症狀加劇。所以我在門診會請病人把發作時的皮膚病灶拍照下來，提供中醫師判斷是偏寒性還是熱性的蕁麻疹。

如果蕁麻疹是環境氣候溫度變化等造成，偏屬於風邪引起，需要使用祛風解表的方式處理，例如使用荊防敗毒散、消風散等方劑，也會使用桂枝湯為主方的中藥方劑調和營衛，改善皮膚腠理的免疫功能；有些病人兼夾有虛、實、濕、瘀等不同表現，需要搭配使用不同的藥物加減調整。而情緒壓力大的病人，還需要使用疏肝理氣的藥，例如柴胡疏肝散或加味逍遙散，讓氣的升降出入疏暢，透過標本兼治，減少發作。

≫ 中醫處方有益表裡兩解、寒熱兼除

蕁麻疹急性發作時，西醫可幫病人打抗組織胺針、擦類固醇藥膏來緩解，紅疹 4 至 6 小時候就會消退，藥效快，但抗組織胺的副作用是讓人昏昏欲睡，而且可能幾天後又復發，甚至需要吃長效型抗組織胺來控制。

中醫認為，如果病邪在外，如過敏原，那麼讓邪有所出即可，比如消風散中的荊芥、防風有發汗的效果，病人發發汗狀況就好轉了；或者因為食物過敏造成，使用通腑瀉熱或是清熱解毒的藥，拉拉肚子、排掉過敏原就好了。

但蕁麻疹屬於「半表半裡之邪」，有時發作、有時消退，中醫形容為「隱疹」，像是躲在身體裡面又不時發作到體表的「半表半裡」之間，無法靠出汗或腹瀉將它排出，會使用柴胡桂枝湯這類的方劑，達到表裡兩解、寒熱兼除的效果。分辨清楚同一種疾病的不同發病病機與病位，給予不同治療，這是中醫治療的特色。

其實中醫也可以處理急性蕁麻疹。過去在門診也曾有一位 14 歲的男孩，去郊外遊玩時不慎碰到有毒植物「咬人狗」（一種蕁麻科植物，一旦觸到，會有很難忍受之疼痛感與灼熱感），兩手起紅疹、刺痛、奇癢無比，病患到中醫門診診斷後，判斷病

人接觸到「咬人狗」造成體內熱邪、濕邪及風邪。使用消風散與黃連解毒湯合併治療，隔天症狀就緩解很多，不再刺痛、搔癢，一週後紅疹完全消退，之後也沒有復發，這個病例報告也發表在2009年出版的《長庚醫學雜誌》。

3·6

【感染免疫疾病 1】
感冒及流感

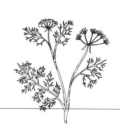

　　6 歲的病童在家長的陪同下來到門診，媽媽說小孩從上幼稚園開始，經常感冒，原本以為幾次感冒過後抵抗力應該會愈來愈好，想不到已經大班了，即將上小學，還是經常感冒，問我：「醫師，請問感冒也可以看中醫嗎？」

　　是的，感冒也可以看中醫。我仔細了解了小病童感冒時經常咳嗽有痰，平常的飲食比較沒有忌口，腸胃消化的功能比較差，因此以補益肺脾的香砂六君子湯為主方，開立中藥調理，後續這位小病童感冒的次數也就減少，不再經常感冒請假了。

　　一般的感冒或是感染嚴重的流行性感冒病毒，初期經常會出現咳嗽、流鼻涕、喉嚨痛或發燒的症狀，中醫經過辨證論治區分風寒、風熱兩大主要證型，可以使用葛根湯或是銀翹散為主的中藥複方治療。比較特別的是，有些病人免疫力不足，經常感冒，在中醫理論裡，反覆感冒感染代表正氣不足、肺氣虛，需要鑑別診斷是否有兼夾脾氣虛（多出現在咳嗽容易夾痰的病患）或兼夾

144　● Part3　常見的免疫疾病

腎氣虛（容易出現在老人家或尿床的孩童），再酌加適當的補益正氣的藥物。

中醫將外來的感染，依感染病原的特性及造成人體的變化，分為風、寒、暑、濕、燥、火，感冒便是由感受「風邪」引起，會出現發熱、惡寒（怕冷）、頭痛、鼻塞、流鼻涕、打噴嚏、咳嗽等症狀，正如宋代醫家楊仁齋在《直指方》中描述：「感冒風邪，發熱頭痛，咳嗽聲重，涕唾黏稠。」

「感冒」一詞其實起源於中醫，是「感」受、「冒」犯風邪，外邪侵犯人體而導致發病。《黃帝內經》中說：「傷於風者，上先受之（「上」是指類似上呼吸道）。」病輕時，僅是感受當令之氣，中醫典籍稱為「傷風」、「冒風」、「冒寒」；若病情嚴重、多變，感受「非時之邪」（不是這個時間該有的），中醫稱為「重傷風」；在一個時期內廣泛流行，證候相類似者，稱為「時行感冒」。

一般感冒（common cold）西醫稱為「上呼吸道感染」，由病毒引起，包括鼻病毒、冠狀病毒、呼吸道融合病毒、腺病毒等。

≫ 感冒不是小病，外因、內因夾雜

感冒看起來是小病，但仔細分析病因，其實不簡單：

外因

時行病毒侵入人體，以「風邪」為主，進入體內，可能轉為怕冷的「寒邪」、以發燒為主要症狀的「熱邪」、流汗多或拉肚子，即為「暑邪」或「濕邪」。

內因

除了外在的風邪，感冒也與內在因素有關，如先天肺脾不足、偏虛，或因生活起居不當、寒溫失調以及過度疲勞，抵抗力較為薄弱。

其實環境裡隨時有各種病毒，有些人會生病，但有些人不會，差別就在抵抗力夠不夠。中醫把抵抗力不足稱為「衛表不固」（用來抵禦外邪的衛氣不足）或「肺氣失宣」（無法將外來感染宣散掉）。

小兒因肺常不足（呼吸道功能較差）、脾常不足（消化道功能較差）、神氣怯弱（神經系統發展尚未健全），因此感冒後會出現痰阻氣道（中醫稱「挾痰」，痰較多）、乳食停滯（中醫稱「挾滯」，食慾不佳、脹氣、嘔吐、腹瀉等消化道症狀，西醫稱腸胃型感冒）、傷風發搐（中醫稱「挾驚」，易受驚嚇、易出現熱痙攣）的症狀。古人的觀察其實跟現代醫學不謀而合。

≫ 解表發汗，趕走外邪

感冒是外感疾病，治療以解表（發汗）為主，使外邪從肌表而出，避免讓它深入體內，如《黃帝內經》中說：「其在皮者，汗而發之。」「體若燔炭，汗出而散。」

而外感表證有偏寒（以畏風或畏寒、骨節疼痛、發燒為初起表現）或偏熱（以發燒、喉嚨疼痛為初起表現），所以解表劑又分辛溫解表、辛涼解表、清暑解表、扶正解表，並應針對寒熱虛實孰輕孰重，以及兼證（合併症狀）的不同，權衡用藥。偏風寒者，用辛溫一點的藥讓病患發汗；風熱者用涼一點的藥來清熱，避免持續發燒；濕氣較重、痰多或腹瀉者，就用祛濕的藥祛除濕氣。

感冒可依寒熱分為：

風寒感冒

惡寒（怕冷）是風寒表證的重要診斷依據。流汗也是表徵，如果病人是孩童，可以摸脊背部位是否黏濕、有汗。此外，病人通常咽不甚紅、口不甚渴，說明雖有化熱的趨勢，但仍以表寒為主，舌苔通常偏白。常用荊防敗毒散治療。

風熱感冒

多發生在冬春季節。特徵是發熱較重、咽紅或痛、口乾、較不怕冷；通常也可以觀察到舌質偏紅、舌苔薄黃，這些是熱象的表現。常用銀翹散治療。

暑邪感冒

易發生在夏天或春夏之交、夏秋之交。本證發熱的特點，體溫常呈稽留不退，或高或不高，所謂發熱不揚、溫溫發熱。暑多夾濕，因此舌苔有黃垢、精神困倦萎靡，也是重要特徵。常用新加香薷飲治療。

≫ 小兒感冒狀況多，挾驚挾滯挾痰

除了呼吸道症狀，小兒感冒常合併其他症狀（兼證）：

挾驚

驚惕啼叫、睡臥不安，甚則熱性痙攣。常發生 6 個月至 3 歲幼兒，4 歲以後發病率下降，6 歲後少見。因高熱引起，常有家族史，中醫病機為熱擾肝經，引起神經

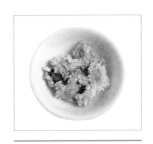

菊花

系統反應，導致抽搐。常用銀翹散加菊花、鉤藤、石決明治療。

挾滯（西醫稱腸胃型感冒）

小兒脾常不足，飲食不節，感冒往往影響脾胃功能，以致乳食停滯不化，兼有腹脹、噯氣，甚則嘔吐、腹瀉。常用保和丸或加神麴、麥芽、山楂、枳殼治療。

挾痰

小兒肺常不足，肺失清肅，津液凝聚為痰，因此常兼夾痰。感冒發熱的同時也會咳嗽，喉間痰多，甚則氣急痰鳴。常用二陳湯加蘇子、海蛤殼、栝樓、桑白皮、葶藶子治療。

≫ 調節免疫力，預防下一次感冒

西醫治療感冒的策略，偏向在短時間內止住症狀，包括停止流鼻水、退燒，但病人有時持續咳嗽、有痰，一直無法斷根。中醫的治療策略不是在急性期一直跟它對抗，而是標本兼治，不只希望減輕症狀，也依證型調理。

人體對感冒病毒並不會產生永久的免疫力，不少病人這次感冒好了，過一段時間又病倒了。調節免疫力、預防感冒也是中醫擅長的。

反覆感冒通常反映兩個問題：

肺氣（免疫力）不足

呼吸道黏膜經常暴露在各種細菌、病毒中，呼吸時這些致病原就貼附在黏膜上，如果免疫力不夠，致病原就容易穿透黏膜、進一步感染，造成局部發炎。

體質偏濕熱

濕氣重，易化熱，通常跟脾胃有關。脾胃是後天之本，飲食會影響身體如何處理濕氣（包括鼻涕、痰、黏液），感冒時多痰、多鼻涕，反映體內濕氣重。因此飲食要注意均衡營養，避免冰品冷飲，照顧好脾胃。

≫ 有助預防感冒的中藥茶飲處方

這款中藥茶飲藥性溫和，適用於大部分的體質，可裝瓶隨身帶著喝。如果有各種慢性疾病或特殊體質的病患，建議要諮詢中醫師後再使用。

藥材及功用

黃耆（補氣，尤其是肺氣，有助呼吸道健康）、枸杞（滋潤

且調節免疫）、紅棗（助脾胃、消化系統）。如果以前感冒時鼻涕很黃很黏，代表易化熱、發炎，可以加些麥門冬（養肺滋陰、滋潤）。

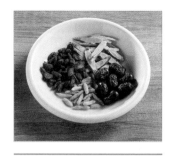

黃耆、枸杞、紅棗、麥門冬

用量

以上藥物各約 3 錢（10 ～ 12 公克，用手抓約乒乓球大小）。

煮法

以上藥材加 1200 ～ 2000cc 的水，大火煮開後轉小火，煮 15 ～ 20 分鐘即可。一樣的藥材可重複再煮一次。

≫ 氣候異常、感受邪毒，引起「風溫」

若是在某一個時間，如秋冬季流行的感冒，就稱為「流行性感冒」（influenza infection），常見的是 A 型流感病毒及 B 型流感病毒，多突然起病，惡寒發熱（多為高熱）、全身痠痛、疲乏無力，病情通常較普通感冒為重，甚至少數可傳變入裡，變生他病，比如肺部二度感染，變成細菌性肺炎，甚至進入腦部，變成腦膜炎；若進入心臟，可能變成心肌炎。

西醫治療流感，除了使用減輕症狀的藥物，也會給予抗病毒藥

物如克流感（Tamiflu）、瑞樂沙（Relenza），同時也已研發出疫苗。

流感屬於中醫「時行感冒」、「風溫」的範疇，多因氣候異常，感受邪毒而引起。中國大陸曾做過實驗，篩選出對抗流感病毒的有效藥，包括：大青葉、板藍根、金銀花、連翹、射干、黃芩、紫蘇等中藥。過去我在長庚大學時參與的研究也發現中藥複方荊防敗毒散、麻杏石甘湯、葛根湯都具有良好的流感病毒抑製作用，發表在《民族藥理學雜誌（Jounrnal of Ethnopharmacology）》。

 ## 小兒感冒跟成人有什麼區別？

◉ **肌膚疏薄，易於感觸**：孩童的皮膚粘膜免疫力比較脆弱，因此容易感染外來病毒細菌。

◉ **純陽稚陰，易於化熱**：孩童的體質陽氣較盛（生長代謝旺盛），陰氣較弱（精微物質不足），因此感冒容易發燒。

◉ **肺為嬌臟，易於喘急**：孩童的呼吸道比較脆弱，感冒容易出現呼吸急促的喘息症狀。

◉ **脾常不足，易於挾滯**：孩童的消化功能較弱，感冒容易出現腹脹、消化不良等問題。

◉ **心肝有餘，易於驚厥**：孩童的體質容易化熱，影響到神經與循環系統，感冒容易引起熱性痙攣等症狀。

【感染免疫疾病 2】

腸病毒

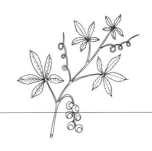

≫ 腸病毒是父母與老師的噩夢

2000 年，我還是小兒科住院醫師，在兒童急診與加護病房經常看到腸病毒的病患由輕症轉為重症，住到加護病房，甚至需要插管使用呼吸器治療，這些個案，不論是否經過中西醫會診治療，都讓我印象深刻。有幾位腸病毒感染的個案，經過積極搶救後，進入恢復期，因為腦炎的後遺症，包括吞嚥困難或意識障礙，透過中西醫合療，除了西醫復健，加上中藥與針灸的治療，往往能夠改善後遺症。

當時長庚兒童醫院收治許多這樣的病患，兒童加護病房會診中醫部，聯合治療幾例腸病毒 71 型感染重症兒童。雖然都是腸病毒感染，在臨床表現上卻區分為中醫辨證的濕熱型及寒濕型，根據中醫小兒暑溫的治療思路，區分證型給予中藥治療。

其中 3 位患童在中西醫合作治療下，都在一週內意識恢復

清醒，兩週內四肢肌力恢復正常，而較早會診中醫治療的 2 位患童，更於住院 3 個月後，成功脫離呼吸器出院，而吞嚥能力也明顯進步不少。這樣的中西醫合作治療病例報告，也由韓豐隆醫師發表在國家中醫藥研究所出版的 2004 年《中醫藥雜誌（Journal of Chinese Medicine）》。

後來完成中西醫兒科訓練，成為主治醫師之後，在門診也經常看到兒童腸病毒感染的病患。許多時候，患者都是以喉嚨痛為最剛開始的症狀，一用喉鏡檢查，發現口腔內靠近喉嚨的上顎最末端，有許多小水泡周邊泛紅，這是腸病毒感染的一種「咽峽炎」，也有一些是手掌、腳掌甚至屁股出現水泡，而這是另一種表現「手足口病」。兩種在中醫的看法都是暑濕濕熱，通常會開立普濟消毒飲或是甘露消毒丹為主的中藥複方治療，觀察在病程上，發燒與喉嚨痛也會比較快緩解。

≫ 手足口病或泡疹性咽峽炎最常見

腸病毒適合在濕熱的環境生存與傳播，台灣其實全年都有感染個案發生，是地方性的流行疾病之一。

腸病毒可能引起多種疾病，其中很多是無症狀，有些則只有發燒或類似一般感冒症狀，但有些則會出現特殊的臨床表現，如手足口病、泡疹性咽峽炎、無菌性腦膜炎、病毒性腦炎、肢體

麻痺症候群、急性出血性結膜炎、嬰兒急性心肌炎及成人心包膜炎、流行性肌肋痛、急性淋巴結性咽炎、發燒合併皮疹等，其中以手足口病或泡疹性咽峽炎最常見：

手足口病

由 A 族克沙奇病毒及腸病毒 71 型引起，特徵為發燒及身體出現小水泡，主要分布於口腔黏膜及舌頭，其次為軟顎、牙齦和嘴唇，四肢則是手掌及腳掌、手指及腳趾。常因口腔潰瘍而無法進食，病程為 7 ～ 10 天。

泡疹性咽峽炎

由 A 族克沙奇病毒引起。特徵為突發性發燒、嘔吐及咽峽部出現小水泡或潰瘍，病程為 4 至 6 天。病例多數輕微無併發症，少數併發無菌性腦膜炎。

≫ 需細心觀察可能引發的重症

人類是腸病毒唯一的傳染來源，主要經由腸胃道（糞、口、水或食物污染）或呼吸道（飛沫、咳嗽或打噴嚏）傳染，亦可經由接觸病人皮膚水泡的液體而受到感染。

最令人擔心的是腸病毒引發的重症，包含中樞神經受侵犯及肺水腫，3 歲以下幼童是高危險群。

轉為重症前通常會出現前趨症狀，包括：肌躍型抽搐、嘔吐、嗜睡，幼兒無法以語言精確表達，需父母細心觀察。

≫ 小兒不耐暑濕熱，發病急速危殘

從中醫稱腸病毒為「暑溫」，明顯有季節性，一般多在夏至到立秋之間，是由感受暑熱邪毒所致。小兒臟腑嬌弱，一旦感受就容易發病。以高熱、抽搐、昏迷即突然閉脫（虛脫無力）為主要特徵，同時因為有濕氣，所以口腔、四肢也會出現水泡。發病特點可以用四個字概括：急、速、危、殘。

從中醫典籍可以看到相關記載，包括《黃帝內經》中所謂「先夏至日為病溫，後夏至日為病暑。」清代醫家葉天士撰寫的《三時伏氣外感篇》中記載：「夏令受熱，昏迷若驚，此為暑厥，即熱氣閉塞孔竅所致。」清代醫者吳鞠通在《溫病條辨》中描寫：「小兒暑溫，身熱卒然痙厥。」這是首次出現「小兒暑溫」病名，並觀察到發熱與抽搐（痙厥）的症狀。

≫ 清暑泄熱，依「衛氣營血」分階段治療

葉天士首創用「衛氣營血」這種辨證方法論治外感溫熱病，並依「衛氣營血」的層次一步步治療，大原則為「清暑泄熱」，再根據病程中的不同階段和不同的證候，進行辨證施治。依循古人觀察到的這個規律，剛好和西醫對腸病毒的分期類似。

第 1 階段：邪在衛氣

「衛」指人體肌表，暑溫剛侵犯肌表，皮毛開合失常，導致肺衛功能失常，出現發燒、口腔潰瘍（咽峽炎）、手足、臀部與口腔丘疹水泡（手足口病），因病邪僅在肌表層次較似腸病毒分期的第一期，均屬輕症。

治療方式以清熱解毒、辛涼透表為主，常用方藥為銀翹散、吳鞠通研製的新加香薷飲、白虎湯。

第 2 階段：邪在氣營

病邪沒有及時清除，火毒熾盛，由肌表進入臟腑，進一步影響神經系統，熱擾心神。

病人通常會持續高燒，並出現腦脊髓炎症狀，如意識昏迷、躁動、頸項僵直、肌躍型抽搐、痙攣，可能從輕症變成重症，進一步影響交感神經系統。

治療以清氣涼營、瀉火滌痰為主，代表藥方為清朝醫者余師愚在《疫疹一得》記載的清瘟敗毒飲。

第3階段：邪在營血

病邪持續深入，造成血壓升高、心跳過快，甚至出現肺水腫或肺出血，屬於西醫說的腸病毒重症，更嚴重的重症也可能出現心臟衰竭，往下一個階段發展。

治療方式為涼血清心，常用方藥為吳鞠通的犀角地黃湯（現用水牛角代犀角）、增液湯、清營湯。

第4階段：內閉外脫

病邪內陷，出現休克症狀，呼吸、脈搏、血壓生命徵象不穩定，心臟衰竭，正氣用盡，全身虛脫（內閉外脫），可能導致死亡。

治療除了西醫搶救，中醫治療以開閉固脫為主，常用藥方為安宮牛黃丸和蘇合香丸。病人如有機會恢復，中醫會視當時症狀給予藥物，比如高熱導致陰虛，就用養陰的方法來滋潤身體，清除殘留的發熱，並調節免疫力，減少流汗，常用處方如青蒿鱉甲飲、桂枝湯；如果狂躁不寧、意識不清，可用蘇合香丸、龍膽瀉肝湯；肢體僵硬、癱瘓、不自主抖動，則用止痙散、三甲散、大定風珠。

【感染免疫疾病 3】
中耳炎

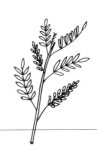

有位媽媽帶國小三年級的女兒來門診，小朋友本來就有過敏性鼻炎，早晚溫差大，出現打噴嚏、流鼻水、鼻塞的症狀，特別是看診前一天晚上開始覺得右耳疼痛。我在門診用耳鏡檢查，發現耳膜鼓起充血，判斷是急性中耳炎，應該是鼻涕太多阻塞住耳咽管，開立清熱解毒祛濕的中藥，跟小朋友囑咐正確擤鼻涕的方式，也請媽媽再帶她回診追蹤。

回診時，媽媽說中藥治療兩天後，整個疼痛都緩解，我再檢查她的耳膜，充血也的確消失了。

中耳炎常伴隨鼻竇炎發生。鼻腔內的耳咽管連接中耳，耳咽管本來是暢通的，感冒或鼻竇炎時鼻涕增多，堵塞住耳咽管的出入口，耳朵便會脹痛；嚴重時，鼻涕及細菌順著耳咽管深入中耳，造成發炎。此外，如果鼓膜破裂，細菌從外耳進入中耳，也可能造成中耳炎。

有些小朋友常感冒，孩童的耳咽管又比較短，容易被鼻涕塞

住，因此中耳炎好發於兒童。

西醫用抗生素治療中耳炎，一般急性中耳炎治療 1 至 2 週就會消退，但比較棘手的是，有些病人拖得比較久，持續化膿、產生黏液，堆在中耳愈來愈多，變成慢性中耳炎，病程超過 3 個月，治療時間也會拉長。

通常病人接受抗生素治療，感染緩解了，但是積液需要一段時間消退；少數病人耳朵積液造成 3 塊聽骨一直浸在黏液裡，聽骨甚至被侵蝕，鼓膜產生破洞，聽力也受損。

此時西醫可能會建議病人考慮接受手術，把鼓膜打個小洞，放一根管子通氣，中耳裡面就比較容易乾燥，同時用抗生素治療，積液就有機會消退。

≫ 清熱除濕，減輕發炎

古時醫者並不了解耳朵的結構，但是觀察到症狀，便用「耳脹」、「耳閉」來形容中耳炎。

人體有 12 條經絡，肝膽的經絡正好在耳朵周邊，古人認為「耳脹」、「耳閉」是肝膽經絡的經氣不舒、悶住了，產生熱毒，堆積在耳內。

古人也觀察到「耳脹」、「耳閉」有時跟感冒有關，所以醫

書也提到風邪，當風邪進入身體、發熱，把耳竅經絡的氣悶住了，造成耳朵脹痛。

耳朵發炎產生的積液，就像臭水溝的水，很難完全清乾淨，所以中耳炎易復發，這是中醫有機會介入治療的。

中醫通常會用清熱、祛濕、解毒的藥來治療，一方面減輕發炎，同時除去過多的濕氣。

≫ 中醫對於中耳炎的分類與處方用藥

風邪壅塞

外來感染導致耳朵悶脹痛，可能也有類似感冒的症狀，發燒、頭痛、耳朵痛、鼻塞、流鼻涕、喉嚨痛。中醫會用疏風清熱的藥，比如金銀花、連翹、菊花、葛根、石菖蒲、夏枯草。

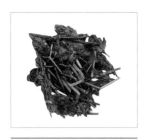

夏枯草

邪毒阻滯

耳朵堵塞的感覺非常明顯，甚至因為積液多而聽力衰退、耳鳴。中醫會用通竅開閉的藥，如石菖蒲，再加行氣活血的藥，如柴胡、桃仁、紅花、赤芍。

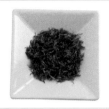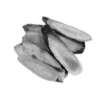

由左至右依序為
桃仁、紅花、赤
芍

耳內有積液無法排除，表示血液循環較差，用這些行氣活血的藥有機會促進血液循環，也帶來免疫細胞對抗細菌感染，清除發炎物質、積液，才能治標又治本。

托裏消膿

如果發炎久久不癒，反映身體氣血虧虛，也有些血瘀，瘀阻脈絡，會用益氣養血的藥，如黃耆、黨參、茯苓、白朮，再加上去瘀通絡的藥，如丹參、皂角刺等。

≫ 不論急慢性，建議盡早就醫

中醫治療急性中耳炎，通常一星期後耳膜周邊的發炎就會緩和；約兩星期後，積液、發炎就會減少；治療慢性中耳炎大概需要 3 個月。

不建議拖延治療，因為聽骨一直浸泡在積液裡，也會導致聽力受損，治療更困難，甚至需要手術。建議民眾仍需諮詢專業中西醫師，進行正確的診斷評估與治療。

3 · 9

【感染免疫疾病 4】

帶狀疱疹

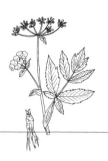

　　一位 60 幾歲的婦人，來到門診抱怨經常左邊頭痛，牽連到眉稜骨處，疼痛起來的時候，痛不欲生，需要經常吃止痛藥。經問診了解，她幾年前在左前額出現「皮蛇」，記得當時曾看皮膚科，醫師告訴她是「帶狀疱疹」，開了西藥抗病毒藥給她，治療後，以為水泡不見就好了，誰知病灶卻三不五時疼痛。

　　經過診察，我判斷她的頭痛是帶狀疱疹的後遺症，加上她本來就容易緊張，也有失眠與胃食道逆流的症狀，身體容易發炎，上了年紀也容易免疫力不足，因此以疏肝理氣與扶正益氣的中藥治療。治療後，患者頭痛發作與使用西藥止痛藥的次數都減少了。

≫ 藥物無法清除疱疹病毒，
只能阻止它繁殖、擴散

帶狀疱疹由水痘帶狀疱疹病毒引發，第一次感染時會長水痘，痊癒後病毒便潛藏於神經節內，一旦生病、壓力大、免疫力降低，病毒便會沿著神經出來作亂，在神經分布的區域，包括腦部、臉部、胸部、腹部、臀部、腿部等，出現帶狀的皮膚病變。

神經分布左右對稱，帶狀疱疹通常只發生在單側的一個神經節。病人在初期會感覺到單側的神經痛，持續數天後，皮膚漸漸出現帶狀分布的集簇性紅疹、水泡、膿皰，甚至潰爛，不時伴隨劇烈的神經痛。

帶狀疱疹長在臉部，是比較危險的狀況。我遇過一位病人，生產後身體虛，帶狀疱疹就長在臉部，也有病人發作在眼睛週邊、脖子附近，造成眼睛發炎、疼痛、聽力受影響或顏面神經發炎，必須盡快治療。

帶狀疱疹通常發生在免疫力較差者身上，比如老年人、重病病人患者（如癌症病人接受化療後）、自體免疫疾病病人，正好在接受免疫抑制劑治療；或者器官移植的病人，因為服用抗排斥藥物，抑制免疫力，此時疱疹病毒便可能趁機發作。

藥物無法清除疱疹病毒，只能阻止病毒持續繁殖、擴散，以

減少神經被破壞的程度及水泡的範圍，因此最好在疱疹開始冒出的3天內吃抗病毒藥，效果最好。目前也有帶狀疱疹疫苗可施打。

≫ 壓力大、飲食油膩，醞釀火毒

古代中醫觀察到這些紅疹大部分長在腰部，清朝醫書《外科大成》稱它為「纏腰火丹」；也因為呈帶狀，也有人稱為「蛇串瘡」、「蛇丹」、「蜘蛛瘡」、「火帶瘡」。

中醫認為這類疾病跟情緒、壓力有關，氣悶住了，肝氣鬱滯，久了就會化火，肝經蘊藏火毒。在臟腑的分類中，跟肝有關，所以中醫視疱疹為肝經火毒。

火毒也可能來自飲食，食物油膩上火，脾胃難以消化，功能不彰，體內濕氣多，久了就化熱，中醫形容為「濕熱內蘊」，給帶狀疱疹醞釀、發作的環境。

中醫也觀察到帶狀疱疹跟感染有關，認為它是濕熱的火毒，外在的感染堆積在皮膚，年長體虛者容易得，大部分都呈現氣血虧虛的體質。

≫ 中醫用藥著重清熱除濕，活血益氣

中醫治療帶狀疱疹從以下面向入手：

清肝熱

帶狀疱疹延著神經走向發作，跟肝經有關，用清肝解熱的藥物，如龍膽瀉肝湯、川楝子、延胡索幫忙理氣止痛，再加上清熱解毒的板藍根、菊花。

清利脾胃濕熱

濕熱水泡積聚在皮膚跟脾胃系統有關，可用胃苓湯加上藿香、薏苡仁、蔻仁等。

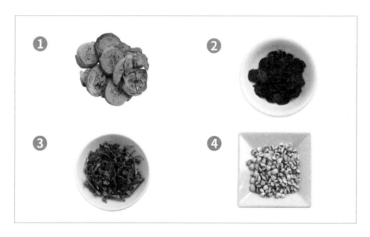

❶ 川楝子
❷ 延胡索
❸ 藿香
❹ 薏苡仁

活血益氣

濕熱的毒邪留在體內，久了導致血瘀，中醫會用四物湯加上桃仁、紅花等偏活血的藥物，體質偏虛者再加上黃耆、黨參來

益氣、補氣。

≫ 留意帶狀疱疹後神經痛，調整作息杜絕後患

帶狀疱疹更讓人困擾的是後遺症。很多病人抱怨，明明水泡已經消退了，可是發作的那一條神經卻三不五時疼痛、有麻刺感，稱為「帶狀疱疹後神經痛」，常發生在年紀大、免疫力差的病人，通常數個月後會慢慢改善，但有些人也可能持續數年；也有人因水泡傷口引起細菌感染，變成蜂窩性組織炎。

一般止痛藥對減輕神經痛效果有限，可能需用抗憂鬱或抗癲癇藥物。中醫則會用理氣止痛的藥，如川楝子、延胡索，或活血止痛藥，如桃仁、紅花、赤芍藥，把氣血疏通，疼痛就會緩和。

如果疱疹長在眼睛、顏面神經附近，會合併眼睛的疼痛及頭痛，這種病人的體質傾向容易發炎，加上可能太勞累、睡眠品質不佳，引起發炎、疼痛，除了用清熱解毒的龍膽瀉肝湯、黃連解毒湯，也會加一些理氣止痛的藥，如延胡索、川楝子；如果生活壓力大，會加疏肝理氣的藥，如鬱金、佛手；睡眠品質不好，有陰虛的症狀，就會再加上滋潤的藥物來養陰，像玉竹、沙參、玄參，通常可以緩解，希望將來不再發作。此外，針灸也有助減輕帶狀疱疹後神經痛。

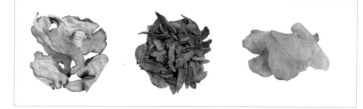

由左至右依序為
鬱金、佛手、玉
竹

　　病人也需調整生活作息、放鬆情緒，不宜太晚睡，不能吃太
油膩、重口味的食物，才不會引起身體發炎、免疫力出現破口，
讓疱疹病毒有機可乘。

【感染免疫疾病 5】
反覆泌尿道感染

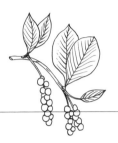

　　一位更年期的婦女來到門診，表示最近半年來出現 3 次泌尿道感染，尿道口灼熱感，想尿又尿不太出來，覺得痠軟疼痛，甚至覺得小便味道重，在婦產科就診，尿液鏡檢查發現白血球偏高，使用抗生素治療，但是因為反覆感染，每次都要吃抗生素，她覺得很困擾，所以到門診求助。

　　經過診察，發現她有脾腎不足、正氣虧虛的症狀，除了以清熱利濕的中藥減少感染不適，也用補益脾腎的中藥穩固正氣與提升免疫，減少復發的機會。經過中藥治療，這半年已不再發作。

≫ 感染原因與常見症狀

　　受泌尿道感染之苦的婦女並不少。不僅是在更年期，因為荷爾蒙分泌減少，造成陰道摺皺萎縮，黏膜免疫力降低，出現萎縮性陰道炎，尿道出口容易感染，一般年輕上班族也常因為工作忙

碌，忘了喝足夠的水，因此無法藉排尿帶走細菌，泌尿道感染的風險就增加了。

一直想上廁所，卻又尿不太出來；解尿時覺得灼熱刺痛，尿液還帶著血色，這些都是泌尿系統感染常見的症狀，也就是大量細菌在尿道、膀胱，甚至腎臟等泌尿系統裡，造成感染、發炎。

女性的尿道短，細菌容易經由尿道進入膀胱，因此罹患泌尿道感染的機率比男性高。此外，女性的尿道口離陰道及肛門都相當近，容易經由性行為或清潔不當，而把陰道、肛門口附近的細菌帶到尿道口，再進入膀胱，增加感染機率。

喝水量少、排尿少，或經常憋尿，也容易讓細菌長時間存留在膀胱裡，細菌趁機繁殖坐大，引起膀胱發炎。

西醫用抗生素治療泌尿道感染，但沒有按時服藥、服藥不完全（如應該至少吃 5 ～ 7 天，結果只吃 3 天，症狀解除了就自行停藥），及沒有用對藥等等，會使感染一再發作。

≫ 清熱利濕治標，強健脾腎治本

中醫認為，女性更年期為《黃帝內經》所言：「七七任脈虛，太衝脈衰少，天癸竭，地道不通，故形壞而無子也。」依照中醫體質區分為腎陰虛、腎陽虛、腎陰陽兩虛、肝鬱氣滯型、腎虛肝火

型、脾虛型等不同體質，而泌尿道發炎病人常見於腎陰虛或腎陰陽兩虛型，給予中藥六味地黃丸、知柏八味丸或濟生腎氣丸，酌加菟絲子、女貞子、車前子、淫洋藿等單味藥，輕微感染時可給予八正散、導赤散、蒲公英、金銀花、連翹、梔子等清熱解毒抗菌的中藥方。

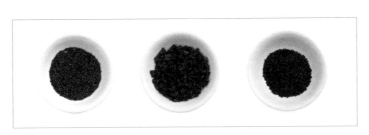

由左至右依序為菟絲子、女貞子、車前子

　　中醫將人體分為上焦、中焦、下焦，簡單的區分可以說下焦指下半身，泌尿道感染即屬「下焦濕熱」，治療時以清熱利濕為主，常用藥物包括龍膽瀉肝湯、八正散、六一散。

　　清熱利濕的藥物其實類似西藥抗生素，目的是殺死細菌，但中醫向來不特別強調「攻」，當泌尿道反覆感染，中醫會考量病人膀胱的氣化功能及體內的津液水分代謝是否失常。

　　因此治療時除了清熱利濕，也會加上健脾除濕的藥，如茯苓、白朮、薏苡仁。脾胃看似與泌尿系統並不直接相關，但中醫認為飲食會影響體內濕氣多寡，因此需同時補益脾胃。

　　此外，中醫認為腎與生殖泌尿系統有關，因此治療時也會從

腎的角度思考，使用補脾腎的藥如黨參、茯苓、濟生腎氣丸。一方面清熱利濕，減輕發炎；一方面強健脾腎，提升泌尿道的免疫功能，即使泌尿道內有細菌，免疫細胞也能將它們清除，標本兼治，讓泌尿道不再反覆感染、發炎。

【感染免疫疾病 6】

新冠肺炎

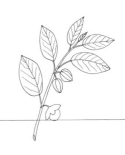

　　那天門診進來一位病患，是我門診一個小朋友病患的媽媽，一進門就聽到她的咳嗽聲，呼吸帶點喘促。「醫師，這是我第三次感染到新冠肺炎了 ......」媽媽焦急地說。我感覺得到她的焦慮緊張，也聽得出她語音低微反映的虛弱無力。她在學校工作，在學童感染時難免被傳染，加上她也有幾個小孩，近距離照顧的結果，就是孩子生病，她就被感染一次。

　　我開給她中藥複方麥門冬湯與玉屏風散為主的配方，透過益氣固表的中醫治療原則，協助她恢復體力並穩固抵抗力。

　　新型冠狀病毒疾病（COVID-19）肆虐全球，全世界有好幾億人口確診，奪去幾百萬條生命，改變了全世界，也改變了你我的生活方式。

　　目前西醫除了疫苗的研發問世，也有注射用的抗病毒藥物瑞德西韋（Remdesivir）與口服的 Paxlovid、Molnupiravir 緊急授

權使用。然而救人不分中西，在治療與預防都還未能夠提供百分百的防護之前，從中醫典籍及 2003 年治療 SARS 的經驗，也許有機會找出另一扇治療新冠肺炎的希望之窗。

≫ 「疫病」好發在天候異常時

傳染性疾病屬於中醫的「疫病」範疇。自古中醫長期與疫病對抗，積累了豐富的經驗。在 SARS 流行期間，有一些使用中醫藥治療或預防 SARS 感染的臨床經驗，從中醫藥典籍與經驗搜尋治療新型冠狀病毒疾病或許是一個可行的方向。

「瘟疫」的紀錄最早出現在中醫典籍《黃帝內經》的《素問・本能病篇》：「厥陰不退位，即大風早舉，時雨不降，濕令不化，民病溫疫。」《呂氏春秋》中也記載：「季春行夏令，則民多疾疫。」古時候的中醫師當然不知道細菌、病毒等病原體的存在，但他們已觀察到，疫病好發在某些天候異常、濕氣增生的季節。

而在《素問・本病論》中記載：「民病溫疫早發，咽嗌乃乾，四肢滿，肢節皆痛。」已經開始描述瘟疫的症狀，包括上呼吸道的症狀及全身的症狀。更具體的描述疫情造成的死傷則是在東漢時期的張仲景，在他所著的《傷寒論》裡提到：「余宗族素多，向餘二百，建安紀年以來，猶未十稔，其死亡者，三分有二，傷寒十居其七。」當時的醫家對於傳染性疾病的認識多半認為是跟氣

候節令有關的外邪，例如風、寒等邪氣造成的症狀，當這些外邪入侵人體，就可能致病，而外邪包括：風、寒、暑、濕、燥、火等各種造成身體不同症狀的邪氣。

一直到明朝崇禎年間，醫家吳又可更觀察到造成大規模流行的一種急性感染的疾病，跟以往醫書描寫的風、寒、暑、濕、燥、火這些屬性患病不同，是一種造成人與人之間傳染的「異氣」（疫癘之氣）造成的疫病。在他所著的《瘟疫論》描述：「瘟疫之為病，非風非寒非暑非濕，乃天地間別有異氣所感。」

而且，他觀察到這種會傳染的「異氣」（疫癘之氣）是由口鼻進入，相當符合現代傳染病學的觀念。他有許多獨到的觀察，包括這樣的「異氣」不是由氣候因素造成、是肉眼看不見的、會在任何季節傳染，而且可以透過「自天受」（空氣）或「傳染受」（接觸傳染）而感染，具有高度傳染性。他也認為這樣的「異氣」進到體內存在於胸部的「膜原」（胸膜與橫膈之間的部位）。不同物種的動物有不同的傳染原。

《瘟疫論》不僅是現存最早的一部論述急性傳染病的專書，也具體描述治療的方式。吳又可發現用《傷寒論》的處方治療不容易達到療效，在其所著的《瘟疫論》描述：「時師誤以傷寒法治之，未嘗見其不殆也。」他創了一個方子「達原飲」來治療瘟疫，成分包括：檳榔、厚朴、草果、知母、芍藥、黃芩、甘草等 7 味

藥，能破除瘴氣、戾氣、邪氣。後世也就將「瘟疫」一詞廣泛用來指稱感受疫癘之氣造成的一時一地大流行的急性烈性傳染病，又稱為「時行」、「天行時疫」、「疫癘」、「疫」。

≫ 預防到調理，防治 4 階段

中醫對治傳染病可分為 4 個階段：

調節免疫，預防感染

《黃帝內經》中說：「正氣存內，邪不可干。」當體內正氣（免疫力）充足，便無懼外邪，即使感染，也不致變成重症，危及性命。從各國的數據看起來，長者感染新冠病毒後的症狀比較嚴重，老年人的免疫力較差，預防尤其重要。從香港在 SARS 期間的研究或是過去署立台北醫院的經驗，玉屏風散等中藥複方，自古以來便是調節免疫力常用的中藥。

病發時，祛邪兼扶正為主

《黃帝內經》中說：「邪之所湊，氣之所虛。」當正氣（免疫力）不足，邪氣就有機可乘，正邪消長，便可能生病。若不幸感染，此時中醫用藥就會以對祛邪（抗病毒）為主要目的，也會

讓病毒有出路，離開身體，同時減少病毒急性感染複製期造成的症狀。例如板藍根、魚腥草、金銀花、連翹、麻杏甘石湯（由麻黃、杏仁、甘草、石膏組成）等中藥。

減輕發炎，避免延燒

當病毒不斷複製，有時會引發免疫系統失控，免疫細胞一方面攻擊病毒，一方面不分青紅皂白攻擊正常細胞，這就是「細胞激素風暴」（cytokine storm），往往造成肺部更嚴重的發炎、浸潤，變成重症。這個時候就不能再過度使用扶正「補氣」的中藥，除了前述能夠減輕發炎的中藥，例如魚腥草、黃芩、麻杏甘石湯等中藥，同時要合併使用能夠緩解發炎造成的痰液、積液等祛濕化痰的中藥，例如陳皮、竹茹、茯苓、栝樓等。

恢復期以扶正為主

在中醫的觀點，恢復期因為感染發炎過後，體力不足，同時可能黏膜乾燥，甚至發生血瘀等循環不良的現象，所以會運用益氣（例如黃耆、黨參）、養陰（例如麥門冬、沙參）、活血（例如丹參、桃仁）的中藥調理，使得體力與肺功能逐漸恢復。

≫ 中藥複方的抗煞經驗

　　回顧 2003 年，SARS 肆虐亞洲，香港做了一個臨床試驗，發表在 2005 年的《美洲中醫藥雜誌（American Journal of Chinese Medicine）》。當時他們以以中藥複方（包含玉屏風散、桑菊飲、魚腥草、大青葉）給 3160 位醫護人員服用，發現他們無人感染 SARS。相較之下，其他未曾服用中藥複方的對照組感染 SARS 的機率為 0.4%，而免疫檢查發現服用這個複方能夠增強免疫力，透過生活品質量表分析也能夠改善生活品質。

　　當時任職署立台北醫院的中醫師許中華（後為台北市立聯合醫院林森中醫昆明院區院長）也參考古籍中關於瘟疫的治療，開了除根湯及宣扶益氣湯供民眾、病人及醫護人員服用，署立台北醫院雖然照護近百位 SARS 病人，全院無人因 SARS 而感染喪命。而他所進行的臨床 SARS 個案病例觀察，分成 3 組，第一組服用中藥複方（包含石膏、柴胡、山梔子、防風、黃耆、羌活、荊介、茯苓、山藥、半夏、廣藿香、桔梗、麥門冬），第二組服用人參、冬蟲夏草、巴西蘑菇，第三組病患服用安慰劑，並將其發表在 2006 年的《美洲中醫藥雜誌（American Journal of Chinese Medicine）》，結果發現服用安慰劑的病患未能存活，但是使用第二組藥物再轉為第一組中藥複方治療的病患，或是使用第一組中藥複方組的病患都存活了下來，而且出現了抗體，代

表免疫力發揮作用，死亡率也較低。

自古中醫長期與疫病對抗，積累了豐富的經驗。雖然這些研究因為疫情期間，很難直接由中醫擔任主治醫師主導或與西醫共同治療，並進行隨機雙盲臨床試驗，但是某種程度仍暗示中藥有助減輕病情。

≫ 新冠肺炎臨床表現

從發表在國際醫學期刊上的報導，最早出現的武漢株的新型冠狀病毒臨床表現包括：發燒（44～94％）、咳嗽（68～83％）、喪失味覺或嗅覺（可能達70％）、上呼吸道症狀，例如喉嚨痛、流鼻水、鼻塞等（5～61％）、喘不過氣（11～40％）、疲倦（23～38％）、肌肉痠痛（11～15％）、神智混亂（9％）、頭痛（8～14％）、腸胃道不適，如噁心、嘔吐、腹瀉等（3～17％），甚至可能有高達20％的病人毫無症狀，而發燒可以從4天到12天之久，喘不過氣的症狀平均13天，咳嗽平均達19天，甚至有45％的存活者出院後還會咳嗽。

雖然81～91％的新冠肺炎病人僅有輕度到中度症狀，有9～14％的病患有嚴重的肺炎或缺氧現象，觀察各國報告不同，可能最多有將近5％的病患有嚴重的呼吸衰竭或多重器官衰竭。觀察這些病人發生重症併發症的時間點，從症狀發生到轉入加護病

房的時間點可能發生在第 12 天。其中，平均自有症狀到發生敗血症的時間為 9 天，發生急性呼吸窘迫症候群的時間為 12 天，而使用呼吸器的時間可能發生在第 3 ～ 12.5 天，急性心臟損傷時間及急性腎臟損傷時間發生在第 15 天，二度感染的時間發生在第 17 天。不幸死亡的個案，大多（53％）是因為呼吸衰竭，33％是因為合併心肺功能衰竭，可能在發病的第 18.5 天死亡，從症狀發生到出院時間為 21 ～ 22 天。

隨著新冠肺炎病毒株的突變，還有疫苗注射，新冠肺炎病毒造成的症狀與肺部浸潤的情況也減少，特別是死亡率也逐漸下降。

當然，影響預後最大的因素是年紀，年紀愈大死亡率愈高，兒童似乎比較少死亡個案報告，雖然也有可能發生。當病患合併有高血壓、糖尿病、慢性冠狀動脈疾病、慢性肺病、癌症時，預後也越差，死亡率也越高。

≫ 探尋古方藥，抗疫新曙光

中醫大概可以總結新冠肺炎為濕、熱、毒、瘀。中醫典籍《黃帝內經》中的《素問・刺法論》說：「正氣存內，邪不可干」，可以解釋為身體免疫力抵抗力足夠，就不擔心外來的感染。而《素問・評熱病論》中也說：「邪之所湊，其氣必虛」，提到生

病正是由於體內的正氣虛弱而致。

從臨床症狀結合中醫理論來看，新冠肺炎病毒這種外來的疫癘之氣，趁免疫力不足時從口鼻而入，進到身體，引起濕（肺炎浸潤、痰液、鼻涕、疲倦、腸胃道症狀如噁心、嘔吐、腹瀉等）、熱（發燒、感染、發炎等）、毒（敗血症、二度感染等）、瘀（心肺循環不良、肺部纖維化等）症狀，主要發病的部位在肺（呼吸道系統），同時影響五臟六腑。

治療上，根據每個病人的體質，結合病毒感染的不同階段的臨床表現，並根據濕、熱、毒、瘀的輕重，給予宣肺化濕、清熱解毒、益氣養陰等不同的治療方式及處方。

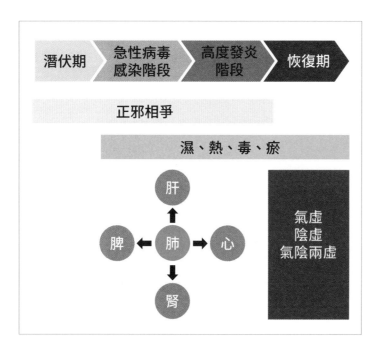

新冠肺炎的臨床症狀結合中醫理論觀點，從正邪相爭到致病機轉（濕、熱、毒、瘀），最後造成氣虛、陰虛與氣陰兩虛，主要發病的部位在肺，累及五臟六腑。

新冠肺炎最早出現在中國武漢，陰雨濕冷，許多中國的中醫專家提倡建議參考張仲景《傷寒雜病論》治療傷寒的處方組成「清肺排毒湯」，由中藥複方麻杏石甘湯、小青龍湯、射干麻黃湯、小柴胡湯、五苓散、藿香正氣散等多種方劑組合而成的21味中藥作為治療新冠肺炎的基本處方。

≫ 台灣研發「清冠一號」減輕症狀、縮短病程

台灣的中醫師與科學家也為了尋求新冠肺炎的解藥而努力。許多學術機構，如中央研究院、國家衛生研究院、中國醫藥大學、陽明交通大學、慈濟大學、長庚大學等都陸續從中藥等找到能夠抑制新冠病毒感染的成分，發表在國際期刊，這些中藥都是豐富的寶藏，可以用來篩選治療新冠肺炎的線索。

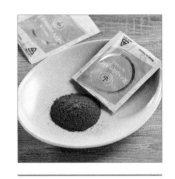

新冠肺炎疫情期間緊急授權使用的台灣清冠一號。

而許多醫院的中醫部門也與西醫合作共治，進入隔離病房透過視訊診察病人，並且開立科學中藥或飲片處方治療新冠肺炎病人，結果發現肺部浸潤發炎明顯改善。

衛生福利部國家中醫藥研究所也邀請專家學者，共同制定《新型冠狀病毒病中醫臨床分期治療指引》，並且透過在三軍總

醫院和台中榮總等單位的中西醫合併治療新冠肺炎臨床研究，發現中藥複方「台灣清冠一號」（NRICM101）應用在新冠肺炎能夠改善症狀、縮短病程，這個配方也透過非專屬授權，行銷到歐美，從傳統中醫藥尋找解藥的抗疫新曙光。

不只是台灣，許多國家的科學家也在傳統醫藥裡尋找解藥。在日本的新冠肺炎疫情爆發前，我因為受日本政府內閣官房邀請，擔任東洋醫學國際工作小組專家委員，在 2020 年 2 月前往東京，參加由日本政府內閣官房健康醫療戰略推進本部舉辦的東洋醫學國際工作小組專家會議，也與專家小組委員在日本醫事新報共同發表「漢方醫學在新型冠狀病毒感染（COVID-19）中的作用」（新型コロナウイルス感染症（COVID-19）に対する漢方の役割）論文，提供日本醫界參考漢方治療。而我與英國倫敦學院大學 （University College London）藥學院 Michael Heinrich 教授等國際學者也共同擔任主編，編輯國際期刊《藥理學前沿（Frontiers in Pharmacology）》探討傳統藥物應用在新冠肺炎的專刊「Ethnopharmacological Responses to the Coronavirus Disease 2019 （COVID-19） Pandemic」，全球有將近百篇的傳統藥物應用在新冠肺炎的論文投稿。

我也在疫情期間，數度對美國、英國、法國、瑞士等國的中醫發表演講，介紹從傳統中醫典籍尋找治療新冠肺炎的線索，分享台灣中西醫共治的經驗，讓各國中醫師認識到台灣在中西醫共同對抗新冠肺炎的成果。

COVID-19 是人類從未面對過的病毒，這場影響到全人類的疫情，病毒還在不斷地突變中，中醫的參與有機會減輕病人的症狀、縮短病程、減少後遺症，是可行的策略。

≫ 防護調理，身心並重

　　新冠肺炎對人類健康造成的影響深遠，除了感染罹病者，倖存者或是未受感染者，事實上也在這一波全球的疫情中受到相當大的影響，根據《美國醫學會雜誌網路開放版（JAMA Network Open）》的研究報導，疫情發生後，美國人的憂鬱症盛行率大幅度增加，輕度憂鬱症症狀由 16.2% 增加為 24.6%，而中度症狀由 5.7% 增加為 14.8%，中重度憂鬱症狀由 2.1% 增加為 7.9%，有嚴重的憂鬱症狀的人從 0.7% 大幅度增加 7 倍 5.1%。

　　而心理的憂鬱，其實會造成許多身心症狀。我在第一時間製作了中醫「八段錦」養生氣功的示範影片（https://youtu.be/kv_D_UhAWbc），提供給一般民眾在隔離期間或是疫情期間鍛鍊，八段錦不僅可以強化心肺功能，許多醫學研究像太極拳、八段錦這類的養生氣功也能夠改善憂鬱、焦慮、失眠等身心症狀。

「八段錦」養生氣功的示範影片：
https://youtu.be/kv_D_UhAWbc

民眾經常問有沒有什麼食療或中藥可以提升免疫力？免疫系統是身體的防衛機制，可以幫助我們抵擋外來病原。當人體免疫系統遇到病毒的時候，第一時間會有先天免疫系統的免疫力對抗外來的病毒感染，所以可以看到年輕的病人通常是輕症，恢復也比較快，而老年人往往抵抗力不足，容易轉為重症。就像《黃帝內經》提到的觀念：「正氣存內，邪不可干」，如果有足夠的免疫力對抗病毒，就不容易感染或是感染後症狀較為輕微。

在中醫臨床上，常使用補養氣血的中藥來「扶正祛邪」並調節免疫。然而，免疫反應太過與不及都不好，免疫力不足固然容易感染，當免疫細胞過度活化，接著伴隨而來的是前述的細胞激素風暴（cytokine storm），造成肺部浸潤大量免疫細胞，呼吸換氣困難。如果身體的發炎免疫反應太強無法煞車，特別是慢性病病人的身體經常處在容易發炎的狀態，一旦免疫反應過度誘發，又沒有辦法挺過細胞激素風暴，最後將導致呼吸衰竭。

≫ 長新冠症候群

臨床上也觀察到有些新冠肺炎患者會出現感染後的「長新冠症候群」（long COVID），伴隨咳嗽、胸悶、呼吸不順暢、食慾不振、頭暈、情緒低落、失眠、心悸、焦慮、甚至腦霧的症狀，證屬中醫「氣虛」、「氣陰兩虛」、「鬱證」、「血滯血瘀」

等範疇，此時如何調整身體的陰陽氣血平衡，適當地給予中藥調理，疏通其鬱滯，為另一重要之課題。

臨床上經常看到新冠肺炎感染後還在持續咳嗽的病患，並不是因為病毒還在體內，多半是因為感染後的呼吸道受損，使用麥門冬湯、百合固金湯類的中藥方劑，往往能夠見效。而失眠焦慮的病人，使用加味逍遙散能夠改善。至於疲倦的病人，則是經常可以用補益的生脈飲為主來改善症狀。

有些兒童病患甚至會出現「兒童多系統發炎症候群」（multisystem inflammatory syndrome in children，MIS-C）。MIS-C為極少數兒童受到新冠肺炎病毒感染後所誘發的免疫過度活化，導致多重器官被攻擊的一個臨床表現。

門診曾經有一個青少年在感染新冠肺炎後，出現心悸的症狀，心跳一直持續在每分鐘 100 上下，抽血檢驗的心肌炎酵素肌酸磷酸酶也升高不少，所幸尚未達到「兒童多系統發炎症候群」的診斷標準，我的判斷是因為發炎後的氣陰兩虛，一方面囑咐需要在西醫門診追蹤，安排心臟超音波與心電圖檢查，一方面給予生脈飲與麥門冬湯合併治療，兩個星期後恢復正常。兒童新冠肺炎之發生率雖不如成人多，疾病嚴重度也較成人來得輕，但有少數病患亦會導致全身系統性的影響，特別是在感染 6 週內，仍須留意。

≫ 免疫力不能太強或太弱

免疫力和發炎免疫反應就像是翹翹板，需要尋求平衡，任一方過強或過弱都不宜。

因此不建議民眾過度提升免疫力，就像《黃帝內經》所提及：「陰平陽秘，精神乃治；陰陽離決，精氣乃絕。」免疫力適當即可，中醫也講求陰陽平衡，免疫力過與不及都不是好事。民眾如果有使用中藥或食療調節免疫需求，應該尋求中醫師專業諮詢建議後再使用，平時也應該注意充足睡眠，避免熬夜、規律運動，避免過於焦慮緊張，也可以練習前述的八段錦養生氣功。另外，均衡飲食，特別是蔬果類多半含有豐富的維生素與抗氧化成分，對免疫系統的防禦機制都有幫助。

救人不分中西，面對新冠肺炎，從中醫典籍尋找解藥，在研究上透過基礎科學與臨床研究結合，在臨床照護上透過中西醫共治，從防護養生到治病調理，希望大家都能夠「正氣存內，邪不可干」。

【風濕免疫疾病 1】

乾癬

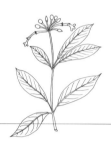

　　一位 8 歲小男孩得了乾癬，肢體伸側（伸展的一側）長了許多水滴狀、粉紅色、略為浮起的疹子，西醫診斷為「滴狀乾癬」（guttate psoriasis），媽媽帶他來看中醫。過去我在長庚醫院的同事林胤谷醫師開給他青黛製成的藥膏，單擦藥膏 8 週後就明顯改善，皮膚變得很光滑，幾乎看不出乾癬的痕跡。

　　後來林胤谷醫師將這案例寫成論文，我一起擔任共同作者，發表在 2006 年出版的國際學術期刊《兒童皮膚科（Pediatric Dermatology）》，這也是第一篇以青黛膏治療兒童乾癬的國際期刊論文。林醫師後續陸續完成一系列青黛膏的臨床試驗，並發表在皮膚科學領域的期刊，不僅應用在乾癬皮膚，也研發應用在指甲乾癬（指甲乾癬會出現增厚、泛黃的指甲異常，指甲表面常見到油滴狀的點狀凹陷，發生在 10 ～ 15% 的乾癬病患），看到明顯的治療效果。

≫ 常見致病因素與分類

　　乾癬俗稱「牛皮癬」，是一種慢性皮膚發炎疾病，全球盛行率約 2 ～ 3%，台灣盛行率約 0.2 ～ 0.25%，至少有 5、6 萬人，其中以尋常性乾癬（又稱斑塊型乾癬，plaque psoriasis）最常見，約占 80 ～ 90%，有家族遺傳傾向，如果一等親或二等親有乾癬，自己罹患的風險就較高。

　　除了遺傳因素（基因），乾癬也與壓力、抽菸、藥物（鋰鹽、降血壓藥、抗瘧疾藥物、四環素、抗黴菌藥等）有關。它容易發生在局部有創傷、刮痕、抓傷之處，在皮膚受傷的地方，一段時間後會長出乾癬，醫學上稱為「Koebner」現象。因為皮膚角質層的角化不全，刮除病灶的時候，會類似刮除蠟燭上的蠟質一樣出現銀白色的脫屑，醫學上稱為「蠟燭樣銀屑徵兆」（Candle sign）。同時，因為皮膚乳突狀真皮層的微血管擴張，刮除後甚至會出現點狀出血（Auspitz sign），這些也是醫師診斷時的一些判斷依據。

　　以上這些因素造成發炎，樹突狀細胞辨識出血液中的發炎細胞，認為它們是「壞人」，便傳遞訊號給第 1 型、第 17 型幫助型 T 細胞，分泌不同的細胞激素如 IFN-γ、TNF-α、IL-17、IL-23，造成發炎更嚴重，又吸引更多免疫細胞圍剿。發炎持續、血中的熱多，因此皮膚表層充血、不斷增生、脫屑（因此乾癬在中

國也稱為「銀屑病」）。

乾癬可大致分為 3 種：

尋常性乾癬

通常長在肢體的伸側（如手肘外側），不一定左右對稱，有時連頭皮也會有，長在髮際邊緣就容易看得到。少數人長在肢體的曲側（彎曲的一側，如手肘內側）或鼠蹊部。它的特徵是邊緣清楚，呈塊狀，顏色偏紅，會脫屑，時間久了皮膚慢慢增厚（因此也稱「牛皮癬」）。

病灶發紅，中醫認為這反映體內的熱，發炎嚴重，熱到最後就乾燥、脫屑。

滴狀乾癬

呈小水滴狀，約 1 ～ 10 公釐，顏色偏紅但不會脫屑，小朋友的乾癬多屬這種。中醫認為這不但代表體內有熱，還有濕，因此病灶看起來有點浮起來的樣子。

膿狀乾癬

乾癬會化膿，常長在手掌、腳掌，不規則狀，中醫認為這以濕為主。

≫ 長期慢性發炎，可能變成乾癬性關節炎

罹患乾癬久了，很多病人會出現乾癬指甲，指甲內出現油滴狀、點狀的病灶，指甲內油油的；甲溝的角質也會產生病變，變成灰灰、厚厚的，看起來像灰指甲。

皮膚的問題相對好處理，較棘手的是，有些病人變成全身性乾癬，全身都有病灶、看起來紅紅的，而且慢性發炎久了，往往合併其他器官的問題，比如乾癬性關節炎，平均罹患乾癬 12 年後就可能出現，跟類風濕性關節炎，或長輩常見的退化性關節炎不同。

≫ 輕中重度各有不同藥物

不管在全球或台灣，約 65％ 病人是輕症（病灶不超過全身皮膚的 3％），約 25％ 屬中度（病灶占全身皮膚的 3 ～ 10％），嚴重者約 8％（病灶超過 10％）。

早期西醫會用煤炭焦或水楊酸治療乾癬輕症，現在多用類固醇藥膏，或用照光療法，病灶照射紫外線，破壞表皮細胞，讓它無法繼續複製、脫屑。

治療中重度乾癬則用免疫抑制劑或環孢黴素，壓下身體的免疫反應，減少發炎，但可能影響肝、腎功能。

目前最後一線的藥物是生物製劑（單株抗體）針對 IL-17 與 IL-23 等標的進行拮抗治療，包括乾癬性關節炎也是用生物製劑來緩解疼痛。

以前醫界認為乾癬的病因複雜，治療上包括照光、煤炭焦、免疫抑制等藥物治療；直到近年來才發現它跟 IL-17 與 IL-23 這兩種細胞激素的自體免疫發炎有關，特別是體內有許多幫助型 T 細胞受到不同原因的刺激，分泌細胞激素 IL-17 與 IL-23，因此科學家研發出專門中和 IL-17、IL-23 的單株抗體生物製劑，病人每 2～3 週回門診打一次針。但目前還不知需要打多久才能改善病情，需要打一輩子嗎？將來如果身體產生耐受性，會不會影響治療效果？仍有待進一步研究。

▶▶ 清熱涼血再滋潤，緩解乾癬症狀

從乾癬的症狀觀察，中醫認為皮膚充血、發紅，主要是因體內有熱毒，以乾熱為主，熱多於濕，因此會用清熱涼血的藥物；皮膚乾燥、脫屑代表血燥、血瘀（血液循環不良），會用滋潤、養血的藥來調理。

我曾用健保資料庫分析 6000 多位中醫師治療乾癬的經驗，發表在 2016 年出版的《輔助及另類療法實證醫學（Evidence-Based Complementary and Alternative Medicine）》國際

學術期刊，研究發現，台灣有 70.4％的乾癬病患會尋求中醫治療，而中醫師最常用的處方是溫清飲，是以四物湯和黃連解毒湯組成的方劑，也常加上紫草、白蘚皮、地膚子、牡丹皮等。

細分不同證型，中醫用藥也有不同：

血虛／血燥

引起病灶皮膚乾燥，開養血藥物，類似四物湯，加上何首烏；滋潤藥物如天門冬、麥門冬、玄參，以及養陰滋潤的女貞子、旱蓮草。

血熱

皮膚充血，用清熱藥如黃連、黃芩、黃柏、梔子，或溫清飲加牡丹皮、生地黃、赤芍、紫草，如果效果仍不理想，再加石膏、知母。

血瘀

血液循環差，造成皮膚脫屑，可用以上處方，再加活血藥如紅花、丹參、赤芍、當歸。

≫ 青黛膏治乾癬，8 週見效

除了內服藥，我們也用青黛加上橄欖油及黃蠟製成的青黛藥膏治療乾癬。中醫古籍《開寶本草》中記載，青黛主解諸藥毒，小兒諸熱，驚癇發熱，頭痛寒熱及熱瘡惡腫；《本經逢原》也記載，青黛可瀉肝膽，散鬱火，治療溫毒發斑。

我遇過一位成年病人，全身多處長乾癬，頭皮、臉部、身體、手腳都有，診療後發現他有血熱、血瘀、血燥，除了開給他口服藥，也擦青黛膏治療，8 週後就大幅改善，16 週後看不出原來的病灶。

中國醫藥大學附設醫院中西醫結合科與國際藥廠 Jassen Pharmaceuticals 合作，將台灣研發的青黛膏進行臨床試驗，一組乾癬病人塗青黛膏，另一組病人用安慰劑，用青黛膏的那組 8 週後明顯緩解，56.3% 的病人能夠有 75% 以上的皮膚病灶面積與嚴重度（Psoriasis Area and Severity Index，PASI）改善，皮膚恢復光滑，而使用同樣顏

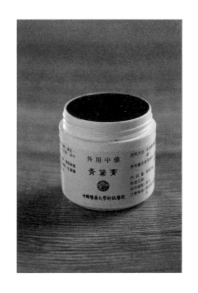

色外包裝的安慰劑組為 0% 改善。

而且治療前後將病灶切片做基因分析，發現細胞激素 IL-17 基因表現在用青黛膏治療 8 週後有大幅降低的跡象，說明青黛膏有類似西醫單株抗體的效果。這個研究發表在 2017 年發表的《BMC 輔助及另類療法（BMC Complementary and Alternative Medicine）》國際學術期刊。

青黛治療乾癬的效果雖好，但 90% 原料來自中國福建，品質不穩定，具有強鹼性，可能灼傷腸胃道，有時有雜質，甚至根據我們的分析，有些有重金屬污染，因此在中國醫藥大學，由我和趙嶸老師等組成的研究團隊改用台灣三峽生長的藥用植物、過去用於染布的「馬藍」，由農民種植，我們的團隊參與採收、加工、精製成為原料藥，再製成中藥「青黛」，全程在台灣完成，優化製程，提高指標成分及活性成分 5 倍之多，顯著降低重金屬及雜質，純度高，療效提升，並改善強鹼性，避免刺激腸胃道的副作用。我們的研發成果也因此得到 2022 年國家新創獎。

透過中西醫合作，明確的西醫診斷與免疫抑制劑救急緩解，加上中藥的口服與外用藥，乾癬的治療已經不再是那麼困難解決的「牛皮」癬。

【風濕免疫疾病 2】

類風濕性關節炎

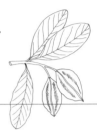

　　作家劉俠（筆名杏林子，1942 ～ 2003）12 歲就罹患類風濕性關節炎，從此不斷進出醫院，與藥罐為伍，甚至因病無法繼續升學。她曾痛到無法入睡，幾乎無法動彈，手指也扭曲變形，卻仍不放棄寫作，傳達對生命的熱愛。

　　年長者常有退化性關節炎，這是因為關節（尤其是膝蓋）已經用了大半輩子，長期磨損，引起發炎，軟骨組織慢慢被破壞，骨頭硬碰硬，十分疼痛，還有些人可能長出贅生物（骨刺）。

　　類風濕性關節炎跟退化性關節炎不同，並不是因為用久了才退化，而是一種自體免疫疾病，免疫系統攻擊自己的關節，造成發炎。全球盛行率約 1%，台灣約 0.4%，有遺傳傾向，常在年輕甚至幼年就發病，女性多於男性。

　　退化性關節炎常發生在膝蓋，類風濕性關節炎的病灶可能在手指、手肘、肩、膝關節、足踝等多處，左右對稱，症狀包

括：疼痛、因沾黏而引起僵硬（尤其是早上起床時）、關節腫脹而導致變形。手指變形、伸不直，被形容為「天鵝頸（swan neck）」，甚至彎成像 Z 字形，疼痛不堪，生活不便，病人常感憂鬱，有時需要骨科手術來矯正變形，減輕疼痛。

關節發炎久了，滑液膜（將關節滑液包覆在內的一層膜）也往往會發炎，免疫細胞聚集、浸潤，發炎愈來愈嚴重，造成血管增生，發炎更厲害，甚至侵蝕骨骼，照 X 光會看到缺了一小角。

除了遺傳因素，類風濕性關節炎也跟吸菸，甚至吸入二手菸有關。香菸中的物質會造成瓜氨酸化（citrullination），不斷產生發炎訊號，破壞自身關節和結締組織。

許多門診病人常常在健檢的時候抽血檢驗時，發現有「類風濕因子」（RF；Rheumatoid Factor）陽性，擔心是否有類風濕性關節炎？而在風濕免疫科有時候還會加驗「抗環瓜氨酸胜肽抗體」（ACPA；Anti-citrullinated protein antibodies），更具特異性和敏感性，這兩種都是類風濕性關節炎的血液檢驗指標，用於協助醫師診斷和確認病人是否罹患類風濕性關節炎。然而，類風濕性關節炎的病人不一定會就會 RF 或 ACPA 陽性。同樣地，有些人可能會有 RF 或 ACPA 陽性，但並沒有發展出類風濕性關節炎。這些指標是極具價值的參考檢驗結果，但並非是診斷類風濕性關節炎的唯一標準。因此，如果懷疑罹患類風濕性關節炎，

醫師通常會根據病人的症狀、檢查和其他檢驗來進行綜合評估，而抽血檢驗結果只是其中一部分。最重要的是，如果發現自己有類風濕性關節炎的症狀，應盡快就醫接受治療，以減輕症狀和避免疾病進一步惡化。

美國和歐洲的風濕醫學界於 2010 年共同發表了類風濕性關節炎的診斷標準如下，當總分在 6 分以上，即可早期診斷為類風濕性關節炎。

診斷項目	得分
A. 關節侵犯	
1 個大關節	0
2～10 個大關節	1
1～3 個小關節（無論有無侵犯大關節）	2
4～10 個小關節（無論有無侵犯大關節）	3
>10 個關節 （至少有一個是小關節）	5
B. 血清學指標 （至少需測試過一項）	
類風濕因子（RF）陰性 且 抗環瓜氨酸胜肽抗體（ACPA）陰性	0
類風濕因子（RF）弱陽性 或 抗環瓜氨酸胜肽抗體（ACPA）弱陽性	2
類風濕因子（RF）強陽性 或 抗環瓜氨酸胜肽抗體（ACPA） 強陽性	3
C. 急性發炎指標 （至少需測試過一項）	
C 反應蛋白（CRP）正常 且 紅血球沉降速率（ESR）正常	0

C 反應蛋白（CRP）異常 或 紅血球沉降速率（ESR）異常	1
D. 症狀持續週數	
＜6週	0
≥6週	1

≫ 不只侵犯關節，全身都有症狀

類風濕性關節炎除了關節炎導致疼痛、腫脹、僵硬等問題，也還常伴隨著其他症狀，這些症狀可能會影響全身健康，其中常見的非關節炎症狀包括疲勞感、低燒、食慾不振、體重減輕、眼睛的乾澀或疼痛、皮膚紅疹或瘙癢、口乾舌燥等。

此外，類風濕性關節炎還可能會引起心臟、肺部、眼睛、皮膚等器官的問題，如心包炎、肺炎、結膜炎、角膜炎、硬皮症等，因此類風濕性關節炎病人需要注意全身的狀況，並且與醫師密切合作，進行全面性的治療和健康管理。

類風濕性關節炎主要侵犯關節，結締組織（一種存在於人體中的組織類型，包括皮膚、韌帶、肌腱、骨頭和軟骨等組織）發炎，除了關節疼痛、腫脹和關節僵硬等症狀，也會導致全身的發炎指數增加，這種全身性的發炎也會提高心血管疾病、腦血管疾病的風險，病人最終不是因為類風濕性關節炎而去世，而是因為心臟病或中風。

≫ 藥物抑制發炎也影響免疫力，病人易感染

西醫治療類風濕性關節炎常用「疾病修飾抗風濕性藥物」（Disease-modifying antirheumatic drugs，簡稱 DMARDs），是不同種類藥物的統稱，包括非類固醇止痛藥、奎寧、化療抑制藥物、類固醇等，較新的治療方式是用生物製劑，直接抑制發炎因子。

但生物製劑也同時會抑制全身的免疫功能，病人容易有其他感染，比如常感冒、黴菌感染、肺炎、肺結核。此外，類固醇用久了，可能有月亮臉、水牛肩或骨頭壞死等副作用。

我遇過一位類風濕性關節炎的病人，她已在接受西醫治療，但因為藥物產生頭暈的副作用，因此想嘗試中醫治療。

我開給她桂枝芍藥知母湯等方劑，她慢慢緩解，西藥的副作用也大幅減輕。病人希望減少使用奎寧，但我建議她回診時與風濕免疫科的醫師討論，我想這是比較好的中西醫共治模式，而不是自己決定停藥。

≫ 風、寒、濕三氣雜至，導致關節炎

《黃帝內經》稱關節疼痛為「痺症」，廣泛包含現代醫學說的退化性關節炎和類風濕性關節炎。書中認為這些病與環境、氣候有關，「風、寒、濕三氣雜至，合而為痺也」，並將痺症分為

3 種：

◇ **行痹**：有時這裡痛、有時那裡痛，疼痛好像會走來走去，因此稱「行痹」。

◇ **痛痹**：寒氣重，特色較為疼痛。

◇ **著痹**：濕氣重，特色是關節腫脹、黏著。

　　身體的寒熱也與關節炎相關。東漢末年著名醫學家張仲景觀察，痹症嚴重者，患處摸起來熱熱的，他稱為「熱痹」，認為是體內熱多，遇到風、寒、濕結合而發病引發過多發炎。

　　退化性關節炎的病灶因長期使用、磨損而僵硬，並因退化而血流供應差，摸起來較涼，關節愈動愈不舒服，從中醫來看偏虛，多以補養肝腎的中藥為主，並針對其症狀酌加搜風通絡、散寒除濕、活血化瘀的藥物。

　　類風濕性關節炎的病灶摸起來稍溫暖、柔軟，愈不動愈痛，早上起床後，因發炎細胞浸潤加上夜間睡眠時身體循環也差，晨起會特別腫痛或是晨僵，中醫認為這偏實證，以風、濕、熱為急性期表現，多半以搜風通絡、清熱化濕的中藥為主，病程久了還會有肝腎虧虛的症狀，需要酌加補養肝腎的藥。

　　這兩種關節炎在中醫看來都是「痹症」，與風、寒、濕、熱等外邪入侵有關，又與人體的脾、肝、腎等臟腑功能失調有關。

≫ 中藥與針灸並用，緩解病情

痹症在急性期依外顯症狀分為「風邪、寒邪、濕邪、熱邪」，這些外邪可能趁著身體「虛」弱的時候進入體內、或是因為身體的發炎從體內積聚產生病理產物，「邪」（不正常的病理產物）留滯而痹阻脈絡；病久了進入慢性期，血液循環不良，中醫認為這是身體產生「痰瘀」，阻塞、阻礙了經絡，因此關節會僵硬。隨著痹證日久，耗傷正氣，又導致加重身體正氣的「虛」弱。中醫師會依照病情的階段辨證使用合適的中藥治療。

而治療類風濕性關節炎常用藤類藥物，如雷公藤，性味苦寒，具有祛風除濕、活血通絡、消腫止痛的作用，能夠通行十二經絡。臨床上經常搭配雞血藤一起使用，雞血藤性味味苦甘溫，能夠養血活血、舒筋活絡。兩味藥搭配使用，既能抗風濕止痛又可養血通絡。其他還有像絡石藤與忍冬藤也經常搭配使用治療風濕痹痛、筋脈拘攣。

我指導的研究生過去也發現中藥補骨脂的主要成分之一補骨脂素（psoralen），能有效緩解類風濕性關節炎小鼠動物模型的發炎腫脹，減少促進自體免疫發炎的 TH17 細胞，也會增加骨髓衍生抑制細胞的產生，來幫助抑制免疫，並發表在 2021 年的《生命（Life）》國際學術期刊。

澳門科技大學與香港浸會大學中醫學院曾做以青風藤治療類

風濕性關節炎的臨床試驗，都發現單用中藥就能降低發炎。但有些藤類藥物過量使用恐有副作用，例如：皮疹、頭昏頭痛、腹痛等症狀，需謹慎使用，如雷公藤在本草典籍記載「有大毒」，它的有效劑量與有毒劑量接近，因此不建議民眾自行服用，經中醫師診斷後處方用藥較為安全。

腎主骨，肝主筋，病程久了身體偏虛，有些病人以為自體免疫疾病都不能夠吃補藥，其實，有攻有補，截長補短，藥物配伍，互相搭配正是中醫的治療特色。還是可以用一些「扶正不礙邪、祛邪不傷正」的藥物，如薏苡仁、桑寄生、防風等。

類風濕性關節炎也可以用針灸治療。針灸足三里、陽陵泉、合谷、太衝等穴位可以減輕關節疼痛。然而關節變形是不可逆的變化，也沒辦法靠針灸或服用中藥調整回來，只能盡量截斷發炎的進行式，減緩惡化。

≫ 中醫參與治療，降低心血管疾病風險

中西醫可從 3 個方向互補、合作治療類風濕性關節炎：

關節以外的症狀

類風濕性關節炎病人常貧血、瘦弱，中醫稱「氣血虧虛」，

或合併五臟六腑的疾病,稱「臟腑痹」。

門診經常看到類風濕性關節炎的病人出現疲倦、頭暈、呼吸較為喘促,這些都有可能是血紅素不足的貧血症狀,治療上還是要先減少發炎為主,西醫會開立抗發炎的藥物或是一些營養補充。中醫可以考慮除了抗風濕止痛的中藥(如雷公藤)以外,加上雞血藤能夠養血通絡。當然,不同臟腑的合併症需要醫師診察後,根據病位開立合適的中藥處方。

調節免疫力

西醫用類固醇控制關節發炎,用止痛藥減輕疼痛,效果都不錯,但生物製劑會影響全身免疫力,病人易感染,這部分中醫可著力。例如像桑寄生、防風這類的中藥可以調節提升免疫力,但是又不是峻補的猛烈補藥,能夠「扶正不礙邪、祛邪不傷正」。

減少併發症

如果西藥的治療效果不甚理想,此時加入中醫治療,有機會降低西藥使用劑量。比如病人的關節疼痛,中藥(雷公藤、青風藤等)可減輕發炎、緩解疼痛,這樣就可減少使用止痛藥;如果使用類固醇劑量較高,可用清熱藥物如知柏地黃丸、龍膽瀉肝湯,就有機會減少對類固醇的依賴。

1996 年起中醫納入健保給付，過去我指導研究生用健保資料庫分析類風濕性關節炎病人使用中醫藥治療的情況，刊登在 2015 年的國際期刊《民族藥理學雜誌（Journal of Ethnopharmacology）》，發現27.3%的類風濕性關節炎病患曾就診中醫治療，其中最常用的中藥處方是當歸拈痛湯、疏經活血湯、桂枝芍藥知母湯等方劑與乳香、沒藥。

　　而分析長期病況變化，發現他們後來罹患心臟病、中風、憂鬱症、甚至骨折的風險高，但如果有中醫介入，特別是針灸，上述 3 種疾病的風險都降低，陸續由中國醫藥大學的研究團隊發表在《BMC 輔助另類醫學（BMC Complementary and Alternative Medicine）》、《多學科健康照護（Journal of Multidisciplinary Healthcare）》等國際期刊，這雖然不是臨床試驗的研究結果，但長期的世代追蹤研究，也能提供一些證據，說明中醫有助治療類風濕性關節炎及併發症。

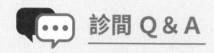

診間 Q & A

Q 什麼是 DMARDs（Disease-modifying antirheumatic drugs）療法？

A DMARDs 又稱為「改善病情抗風濕藥」或「疾病修飾抗風濕藥」，是指一類能夠改善風濕病症狀的藥物。

治療類風濕性關節炎的傳統方式是先藉由適當的休息和運動改善病情，再使用非類固醇抗發炎藥物緩解疼痛。在病情嚴重時，才會使用 DMARDs 或生物製劑來控制疾病。早期使用適當的 DMARDs 治療，可以早期控制、延緩類風濕性關節炎疾病的病程。

DMARDs 主要透過免疫調節的方式來控制類風濕性關節炎的發炎反應，延緩疾病病程的發展。輕度病情時，常用的藥物有 hydroxychloroquine 和 sulfasalazine；中度至重度時，則會使用 methotrexate，如果效果不佳，再使用 azathioprine 或合併療法。使用 DMARDs 可能會有副作用，病人在使用前應了解相關副作用。

【風濕免疫疾病3】
纖維肌痛症

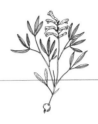

　　一位中年女性主訴全身關節疼痛，睡眠品質也不好，常感疲倦；當工作壓力大，疼痛就更嚴重。西醫開止痛藥給她，還是沒有緩解，從診所到醫院，家醫科、骨科、復健科、精神科、風濕免疫科都看過了，後來被診斷為「纖維肌痛症」，醫師開立本為治療癲癇但也可以治療慢性疼痛的西藥，但她吃藥後產生頭暈、頭痛、嗜睡、噁心等副作用，嚴重影響工作和生活，因此尋求中醫治療。

　　我發現病人有氣滯血瘀的狀況，開給她加味逍遙散等疏肝解鬱的藥，也用疏經活血湯等處方加強血液循環，減少瘀血，並安排她到針灸科接受針灸治療，常用穴位包括合谷穴、太衝穴，疏通氣道，疼痛明顯減輕，減少使用止痛藥。

　　纖維肌痛症的全球盛行率約 2～8%，過去一項在南投進行的研究，發現有 6.7% 的盛行率。它好發在 30～50 歲，女性遠多於男性。病人經常覺得這裡痛、那裡也痛，睡了一覺起來還是

疲倦，在各個不同專科就診後，排除嚴重的器質性問題後，最後在風濕免疫科被診斷為纖維肌痛症。

≫ 醫生，我全身都痛！

　　纖維肌痛症病人會有慢性的廣泛性身體疼痛，也是一種風濕免疫科門診經常看到的風濕免疫疾病。除了持續達 3 個月以上，身體到處疼痛，也因病情困擾，出現憂鬱、失眠、頭痛、焦慮、疲倦等症狀。病因非常複雜，目前仍不清楚，除了一些研究發現自體免疫發炎的細胞激素等指標上升，一般認為這些發炎會使得腦部的感覺神經對疼痛的閾值（耐受的程度）較低，感覺神經對疼痛特別敏感（稱為「中央敏感化」），一點點疼痛就有感覺，是一種「中樞性疼痛」（centralized pain），中樞神經系統的敏感化導致神經系統對痛覺特別敏感，即使是微小程度的疼痛，也會被異常放大，非常難受，病人常跟醫師說：「我全身都痛！」

　　在症狀嚴重度上，根據 2010 年美國風濕病學會的建議，病人可以透過以下症狀嚴重程度量表自我評估：

廣泛性疼痛指標（Widespread Pain Index，WPI）

　　評估全身各個部位在過去一週疼痛或壓痛的部位，每個部位

1 分，總分 0 ～ 19 分，分數愈高，症狀愈嚴重。

廣泛性疼痛指標 （WPI）	過去一週 病人疼痛或壓 痛的部位	
顳顎關節	左	右
肩膀	左	右
上手臂	左	右
下手臂	左	右
臀部	左	右
大腿	左	右
小腿	左	右
背部	上	下
頸部		
胸部		
腹部		
廣泛性疼痛指標 （WPI）合計分數		

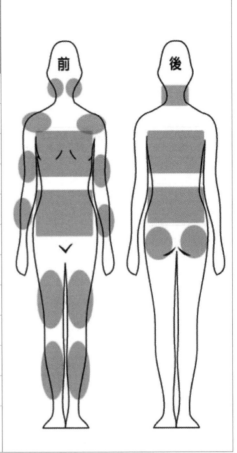

症狀嚴重程度量表（symptom severity scale，SS scale）
根據過去一週的情況勾選，0 ～ 12 分，分數愈高，病情愈嚴重：

1. 認知功能 不佳（記 憶力、專 注力等）	□沒有問題 0 分	□輕微或間 歇的問題 1 分	□中等程度 且不能忽 視的問題 2 分	□嚴重、無所不 在、持續、影 響生活的問題 3 分

2. 疲累	□沒有問題 0 分	□輕微或間 　歇的問題 1 分	□中等程度 　且不能忽 　視的問題 2 分	□嚴重、無所不 　在、持續、影 　響生活的問題 3 分
3. 醒來時沒 　有睡飽	□沒有問題 0 分	□輕微或間 　歇的問題 1 分	□中等程度 　且不能忽 　視的問題 2 分	□嚴重、無所不 　在、持續、影 　響生活的問題 3 分
過去 6 個月內，請問您是否曾有下列症狀：				
4. 頭痛	□無 0 分	□有 1 分		
5. 下腹痛或 　絞痛	□無 0 分	□有 1 分		
6. 憂鬱	□無 0 分	□有 1 分		

≫ 大關節疼痛，和類風濕性關節炎不同

類風濕性關節炎發生在局部且對稱的關節，小至小指關節都會痛，而且關節會變形，但纖維肌痛症造成的關節疼痛，發生在全身大關節，如肩、肘、髖、膝關節，不會合併變形，病人常感覺憂鬱、焦慮、易失眠、疲倦、頭痛、胸痛、腹痛。

兩者雖然都跟身體的發炎有關，但發炎疼痛的範圍不同，纖維肌痛症為「中樞性疼痛」，因中樞神經系統的敏感化，造成慢

性廣泛性疼痛疾病，跟類風濕性關節炎的局部關節受免疫細胞浸潤破壞的發炎性疼痛不同。

纖維肌痛症的病人全身都會疼痛，許多病人是女性，卻非常忍耐疼痛，因此也有人把這個病稱為「公主病」。這些病人通常做事認真，自我要求很高，經常這裡痛那裡也痛，影響到工作與生活，外人不容易理解病人因為疼痛經常掛病號求醫的辛苦。

病人吃了止痛藥，仍然覺得痛；看了不同科別，做了各種檢查，排除僵直性脊椎炎、類風濕性關節炎、退化性關節炎等器質性病變，才推斷是纖維肌痛症。也有病人最後被轉介到精神科。所以在門診經常看到病人吃過非類固醇類止痛藥、類固醇、抗癲癇止痛藥、鎮靜劑、抗憂鬱藥物等。

目前西醫對纖維肌痛症並沒有很理想的治療方式，《美國醫學會雜誌（Journal of the American Medical Association）》曾於 2014 年刊登一篇密西根大學 Clauw DJ 教授寫的一篇回顧性文章，整理了 1955 年到 2014 年的纖維肌痛症研究，評估這些治療的實證。許多非藥物的手段如教育、運動、認知行為療法與藥物治療，如三環抗憂鬱劑、選擇性血清素回收抑制劑、止痛抗癲癇藥（gabapentin 與 pregabalin）都有治療效果。

≫ 針灸及太極拳減輕疼痛，生活更有品質

病人看中醫時常主訴：「一般止痛藥減輕不了疼痛，但用抗癲癇藥有副作用，頭暈、昏沉、無法集中精神、噁心、想吐。」

中醫典籍沒有「纖維肌痛症」的病名，從臨床症狀上來看，在《類經·疾病類·六十八》記載痛處遍及全身的「周痺」：「能上能下，但隨血脈而周徧於身，故曰周痺。」其疼痛分布類似纖維肌痛症。在《素問·長刺節論》記載肌膚疼痛症狀的「肌痺」這麼描述：「病在肌膚，肌膚盡痛，名曰肌痺，傷於寒濕。」類似纖維肌痛症。

不論「周痺」或「肌痺」，從中醫的角度來看，纖維肌痛症的病因可能是身體的陰陽氣血失調，加上風、寒、濕等外邪入侵，或是肝氣鬱滯，導致氣血運行不暢，進一步造成「氣不通則痛、血不榮則痛」的遍身疼痛症狀。

中醫會針對身體的氣血陰陽失調、外來的風寒濕邪或是肝氣鬱滯開立調理的中藥，如加味逍遙散、柴胡疏肝湯、疏經活血湯，也可以考慮使用針灸治療。

2006 年，美國梅約診所（Mayo Clinic）的研究發現，用針灸治療纖維肌痛症，在 2～3 周內總共給予 6 次針灸治療，並持續追蹤到第七個月為止。

相較於對照組，在 6 次針灸治療結束後一個月，針灸治療組達到顯著改善；在第一個月與第七個月，針灸治療組的多面向疼痛嚴重度評估均顯著改善。顯示針灸治療的效果持續，即便在終止針灸治療後，也不容易症狀反彈。這有可能是透過針灸調暢經絡、疏通氣血，所以比較不會像一般止痛藥在藥效過後症狀反彈。這項研究發表在《梅約診所學報（Mayo Clinic Proceedings）》。

　　除了中藥、針灸，太極拳也可以改善纖維肌痛症。美國塔夫茨大學（Tufts University）所進行的一項臨床試驗，將 66 位受試者分成兩組，一組練習楊式太極拳，一組依照美國風濕病學會的建議，做伸展復健動作與接受衛教，一週兩次，每次 60 分鐘，經過 12 周以後，發現太極拳治療，相對於伸展復健動作與衛教，不論是纖維肌痛症影響問卷的評估或生活品質量表，在疼痛症狀、疲勞程度、身體功能、睡眠品質，以及情緒壓抑程度均顯著改善。此研究發表在《新英格蘭醫學期刊（New England Journal of Medicine）》。

　　後續，塔夫茨大學又再進行一項臨床試驗，將 226 位受試者分成兩組，其中 151 位練楊式太極拳每週一到兩次，持續 12 或 24 週，另一組練有氧運動，每週兩次，持續 24 週。兩組均追蹤到 52 週，結果發現這兩種運動都有幫助，但是太極拳的療效較好。打太極拳持續 24 週優於 12 週，至於一週一次或兩次太

極拳鍛鍊則沒有差異。這項研究發表在《英國醫學期刊（British Medical Journal）》。

≫ 針灸減輕發炎，治標也治本

過去在中國醫藥大學，透過中西醫合作，由針灸科黃明正醫師執行並完成這項研究。總共納入 43 位纖維肌痛症患者進行臨床試驗，分為兩組，一組接受真針灸，穴位包括：合谷、曲池、三陰交、太衝、足三里、陽陵泉；另一組接受假針灸（下針時針尖是鈍的，並且針身會縮入針柄，沒有真的針進穴位，病人視覺上以為真正接受針灸）。兩組都先暫停西藥。

結果發現，經過 4 週的治療，每週 3 次針灸，總共 12 次，真針灸組在減輕疼痛上效果較好，而且能夠大幅度改善免疫發炎相關的細胞激素指標，我們也跟核子醫學科合作，在治療前後幫病人做腦部正子斷層造影（PET/CT）影像檢查，發現真針灸能夠改善纖維肌痛症患者腦部葡萄糖代謝，尤其在掌管情緒的前額葉、掌管情感與認知的顳葉。這說明針灸的效益，不僅減少身體的發炎，也改善腦部的代謝。

但讓人意外的是，在生活品質如睡眠、憂鬱等部分指標上，假針灸組竟然也覺得改善了。這說明纖維肌痛症可能跟心理因素有關，當病人得到醫護人員的關心、照顧，症狀也能夠減輕。因

此，照顧纖維肌痛症病人，可以多管齊下，透過中西醫合作，在衛教、太極拳、有氧運動、中藥、針灸，甚至適當的使用西藥止痛藥緩解不適，都是很好的中西醫結合治療方式。

特別是針灸和太極拳的實證研究證據明顯，民眾就診中醫可以優先諮詢針灸科醫師，以針灸為治療纖維肌痛症的首選，每個星期針灸 2 ～ 3 次，共治療 6 ～ 12 次，觀察症狀是否緩解，並可以加上練習太極拳。

≫ 針灸不只止痛，也減少合併症

纖維肌痛症病人除了全身疼痛，也會有許多合併症，例如心血管疾病、腦血管疾病。早期介入治療、減少這些合併症出現，也是很重要的議題。

透過健保資料庫數據分析，我們也納入 2000 至 2010 年間第一次被診斷為纖維肌痛症的近 6 萬位病患，經過配對後，分為使用針灸或未使用針灸治療兩組，追蹤至 2013 年。

結果發現，針灸治療組減少 57% 的冠狀動脈心臟病合併症風險，也可以減少 47% 的中風合併症風險。這兩項研究分別發表在 2017 年的《關節炎研究與治療（Arthritis Research & Therapy）》與 2020 年的《公共科學圖書館：綜合（PLOS ONE）》等國際學術期刊。

【風濕免疫疾病 4】
乾燥症

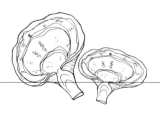

　　一位中年男性需要騎機車去工作，來門診時主訴眼睛乾澀，甚至眼皮周邊有刺痛感，讓他精神無法集中。原本在眼科門診就診，醫生說這是乾眼症的症狀，開給他人工淚液。

　　我開給他甘露飲、杞菊地黃丸、滋腎明目湯等滋陰清熱的處方，同時也請他到風濕免疫科尋求診斷，後來確診為自體免疫疾病「修格蘭氏症候群」（Sjögren' s syndrome），也就是乾燥症，口水及淚水分泌不足，導致口腔及眼睛都乾燥。

　　在同時接受中西醫治療一段時間後，病人的症狀緩解，已不需使用西藥的奎寧（hydroxychloroquine），西醫部分只需每3個月回診追蹤即可，目前已經好了八成以上。

≫ 乾燥症和單純眼睛乾燥的乾眼症不同

　　乾燥症和乾眼症雖然都以眼睛乾澀為主要表現，但乾燥症是

一種自體免疫疾病，除了淚腺之外，還可能侵犯到唾液腺或其他黏膜的腺體，對病人的工作與生活都造成很大的困擾。

現代人人手一機，長時間盯著手機、電腦，少眨眼、眼球缺乏轉動，淚腺分泌眼淚也變少，眼睛容易乾燥、有刺刺的感覺，第一時間自然會去看眼科，然而嚴重的眼睛乾燥 —— 乾眼症，如果出現發紅、灼熱、刺痛、有異物感、搔癢、畏光的症狀時間超過 3 個月以上，建議到風濕免疫科檢查，其實有一部分是自體免疫疾病的乾燥症，免疫細胞攻擊自己的淚腺，有時也包括唾液腺，造成淚水、口水不足。

≫ 多重原因造成乾燥症

乾燥症與多重原因有關：

◇ **年紀**：隨著老化，淚腺、唾液腺也逐漸退化，影響淚水、口水分泌。

◇ **自體免疫**：免疫細胞攻擊淚腺，造成淚水分泌不足。

◇ **其他誘發因素**：如用眼過度、配戴隱形眼鏡，都會影響淚水分泌。

眼科醫師通常會開人工淚液給眼睛乾燥的病人，如果狀況無法改善，也排除白內障、視網膜等病變，就會懷疑是自體免疫問題引起的乾燥症，需要轉至風濕免疫科抽血檢查，如果血液中有

某些自體免疫抗體，就表示免疫細胞會對抗淚腺、唾液腺。但有些病人並沒有這些抗體，眼睛仍然非常乾燥。

乾眼症又稱為「乾性角結膜炎」（keratoconjunctivitis sicca），好發在 20 ～ 50 歲，盛行率約 15％，50 歲後甚至高達 30%，是眼科常見的疾病之一。症狀包括：眼睛乾燥、刺刺的、癢癢的、有異物感、視覺模糊，上班族長時間待在中央空調的房間、專注使用 3C 產品，或是持續騎車吹風一段時間，就有可能出現乾眼症的症狀，通常讓眼睛適度的休息、局部使用人工淚液大多能夠緩解，也有些病人需要使用到消炎的藥物。而更需要注意的是，如果症狀持續，也需要留意是否有乾燥症的可能。

如果眼睛與口腔乾燥症狀持續超過 3 個月，加上自體免疫抗體的檢查（Anti-SSA/Ro，Anti-SSB/La）其中一項呈陽性反應、淚腺分泌試紙測試（Shirmer's 試驗）呈現淚液分泌的濕度不足、口腔小唾液腺切片檢查有發炎細胞浸潤、基礎唾液腺分泌量小於 1.5mL/ 分鐘，或是核子醫學唾液腺掃描呈陽性發炎反應，可能是自體免疫疾病乾燥症。

乾燥症病人常有 Anti-SSA/Ro 和 anti-SSB/La 兩種自體抗體，不過不是每一個病人都有，而且也可能在其他自體免疫疾病（如紅斑性狼瘡）出現，因此，單憑抽血檢驗無法直接診斷，仍需綜合全身症狀與風濕免疫科專科醫師的詳細檢查，再給予診斷。

風濕免疫科醫師通常會開立刺激唾液腺分泌的藥物、還有「疾病修飾抗風濕藥（簡稱 DMARDs）」，嚴重時還須搭配類固醇或其他免疫抑制劑。眼科醫師則會使用人工淚液來改善乾眼。倘若連鼻子也感到乾燥，建議使用凡士林或是無刺激性的眼藥膏來塗抹鼻腔。此外，最重要的是，病人一定要多喝水。

自體免疫疾病通常女性病人較多，如乾燥症、類風濕性關節炎、紅斑性狼瘡，但僵直性脊椎炎例外，男性病人較多，有些研究顯示這可能跟荷爾蒙變化有關，但關係並不明確，病因還是以多重因子造成居多。

西醫治療自體免疫疾病通常用「疾病修飾抗風濕藥物」，最常用來治療乾燥症的包括奎寧、低劑量類固醇，這些藥可以減輕發炎，是一般通用的藥物。而治療乾燥症也會使用擬副交感神經劑，促進唾液腺分泌，如 pilocarpine 或 cevimeline 等藥物。針對眼睛的症狀，除了人工淚液，現在也有含有免疫抑制劑作用的外用眼科製劑。

≫ 發炎造成津液不足，眼睛也缺水

中醫認為眼睛是精氣匯聚的地方，一個人有沒有精神，看眼睛就知道，雙眼無神，反映健康可能有狀況。從眼睛也看得出一

些疾病，比如肝功能異常、有黃疸的肝經濕熱病人，眼白變黃；缺血性貧血、血虛病患，眼結膜色蒼白；腎病症候群、脾腎陽虛的病患眼皮浮腫等，這些都是眼睛反應全身症狀的徵兆。

古人已注意到眼睛乾澀的問題。明代精通眼疾的醫師傅仁宇在《審視瑤函》中指出，肝開竅於目，肝主管體內的血液、營養，影響眼睛；而腎與水分有關，若缺乏水分，眼睛也會乾燥。

他用「白澀症」、「乾澀昏花症」、「神水將枯症」來形容眼睛乾澀，其中對白澀症的描述「不腫不赤，爽快不得，沙澀昏朦」，很像現代的乾眼症。

清代同樣有一位專治眼疾的醫師黃庭鏡，他在《目經大成》寫到「神氣枯瘁症」：「此症輪廓無傷，但視而昏花，開閉則乾澀異常」，也類似眼睛乾燥的症狀。

從中醫觀點來看，乾燥症不論是以眼睛乾燥或是口乾舌燥為表現，都跟體內有火氣有關，而火氣的來源包括：

外來的發炎

油炸的食物、高糖分食物、空氣污染物的刺激、用眼過度都屬外邪，造成全身的發炎與局部病灶（眼睛）的發炎。吃進體內的高溫油炸類食物，通常含有許多反式脂肪或是不穩定的油脂，高糖分的食物也會造成免疫細胞的過度活化，不僅容易發胖，也

會造成身體發炎。加上空氣污染物刺激或是 3C 電子產品的藍光等，容易造成發炎加劇。

內在的發炎

　　情緒及壓力引起身體長期的緊繃，造成中醫講的「氣機不暢」，氣悶住了，不僅正常的氣無法運行，體內的代謝廢物與發炎物質沒有地方可以宣洩，最後造成「實火」。而熬夜造成身體過度耗用，就像機器不斷地運轉產熱，身體虛掉了，卻也產生「虛火」。這些火氣造成身體發炎，體內津液減少，口腔黏膜與眼睛的滋潤當然也不夠了。

　　日本曾有研究發現，乾燥症患者的舌苔有剝落情形，反映體內津液不足。好像體內有把火，水分慢慢被燒乾。舌苔剝落愈多、舌質愈紅，眼睛、口腔也愈乾燥。

≫ 杞菊地黃丸養肝滋陰，幫眼睛補水

　　類風濕性關節炎及纖維肌痛症在濕熱的表現多一些，因此中醫治療採用「攻」法，清熱、解毒、袪濕，降低發炎，但乾燥症源於體內本來充足的水分，因發炎而變得乾燥，因此治療時不用攻法，而是善用滋陰的方式，杞菊地黃丸、麥門冬、玄參都有滋陰之效，同時也能調節免疫力，減輕發炎。

病人來看中醫時往往已經發生「森林大火（乾燥症）」了，除了用水滅火，也需移除火源、易燃物（導致發炎的原因），火才不會燒不停。藉由中醫介入，可以控制到只剩些許火花，再靠自身調理、持續中藥協助，火花如果再起就滅掉，就不致發生森林大火。

中醫用藥之妙在於雙向調節，「陽」（類似發炎燥熱的「火」）太過，造成「實火」，就想辦法清「熱」；「陰」（類似抑制火勢的「水」）不足，造成「虛火」，滋潤不足，就養「陰」。

中醫從三方面治療乾燥症的乾眼、口乾等症狀：

用花草類的中藥清頭面部的熱

如菊花、金銀花、夏枯花、密蒙花，藥性較輕，清除頭面部的熱效果好。

用滋潤的中藥養肝血、滋腎水、養胃陰

如六味地黃丸加上枸杞、菊花（稱為杞菊地黃丸）滋潤眼睛，用甘露飲滋潤黏膜，減少口乾舌燥。

用活血化瘀的中藥疏通管道

淚水與唾液就像家庭用水，要用水塔儲備起來，打開水龍頭才會有水。杞菊地黃丸與甘露飲就像在水塔補水的滋潤方法。而水塔輸送水分的管道如果阻塞住了，就像中醫講的「氣滯血瘀」，管道淤塞也需要一些中藥疏通理氣活血，清一清運送這些水分的管道，這時可加上柴胡、川楝子幫忙理氣，丹參、紅花幫忙活血，疏通管道以後，水才出得來。

≫ 針灸、按摩眼睛周圍穴位，刺激淚水分泌

臺北榮民總醫院傳統醫學部張清貿醫師曾用健保資料庫分析中醫師治療乾燥症的核心處方，發現杞菊地黃丸與甘露飲最受青睞，再加上有滋潤效果的麥門冬、玄參與生地黃，應該更能夠加強滋潤的效果，這項研究發表在 2015 年的《科學報導（Scientific Reports）》國際期刊。

中國醫藥大學中醫學院中西醫結合研究所張恒鴻教授主持的臨床試驗，將 57 名受試者隨機分配為實驗組和對照組，實驗組使用中藥複方 SS-1（由甘露飲、桑菊飲、血府逐瘀湯組成）治療乾燥症，之後再交換組別。臨床試驗進行 28 週後，發現中藥複方 SS-1 可改善病人的淚水分泌，相對於安慰劑，療效更好，同

時也能減少使用人工淚液。這個臨床試驗的結果已發表在 2021 年的《藥理學前沿（Frontiers in Pharmacology）》國際期刊。

進一步分析 SS-1 的機轉，發現它可抑制或減少 T 細胞免疫活化的情形，同時也在小鼠動物模型中發現它可減少免疫抗體的產生，改善乾燥症的症狀。這些基礎研究也陸續發表在國際期刊。

眼睛周圍經絡密集，連接肝經、心經，有些中醫擅長眼針，便是沿著這些經絡取穴治療。病人也可以自行按摩這些穴位（如下圖），增加淚水分泌，讓眼睛保持濕潤。透過眼睛周圍與耳垂點穴位按摩，每次 3 至 5 分鐘，緩解眼睛疲勞。

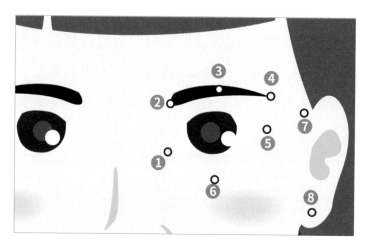

穴位說明：❶睛明穴；❷攢竹穴；❸魚腰穴；❹絲竹空；❺瞳子髎；❻四白穴；❼太陽穴；❽耳垂中央眼點

【癌症免疫疾病 1】

癌症整合醫療的趨勢

　　癌症是國人頭號健康殺手，蟬聯十大死因第一名已超過 30 年。隨著預防觀念普及，檢查工具進步，愈來愈多人早期發現癌症，癌症治療也從化療、放療，進展到標靶治療及近年熱門的免疫療法，預後比過去好得多。在與癌共存的時日裡，中醫不論在提升療效、減少西醫治療的副作用、提升生活品質、調整免疫力、減少復發風險等各方面，都有助益。

　　我曾做過研究，發表在 2018 年的《整合癌症治療（Integrative Cancer Therapies）》國際學術期刊，台灣約有 110 萬人因癌症而取得重大傷病卡，2001 ～ 2009 年約有 58 萬成年人被新診斷出癌症，其中 7 萬 5 千人看過中醫；有 12900 名兒童被診斷出癌症，其中超過六成、約 8000 人看過中醫。

　　研究也發現，成年癌症病人平均在罹患癌症 15 個月後去看中醫，而被診斷出癌症後較早（平均 5 個月左右）去看中醫的病人，看診更頻繁，一年超過 9 次。

≫ 會尋求中醫輔助的癌症病人特點

年輕

平均被診斷出癌症時僅 55 歲，其中以 18 ～ 39 歲、40 ～ 59 歲最多。而單看西醫、不看中醫者，平均年齡較大，超過 60 歲。顯示現在年輕的國人對於健康意識的認知抬頭，在罹患癌症的時候能夠多諮詢中醫的意見，尋求中醫藥輔助醫療。

女性多於男性

女性罹患癌症後，尋求中醫輔助治療的比例較高，不僅是肺癌、大腸直腸癌等癌症，許多女性的癌症如乳癌、子宮頸癌，也有較高的中醫藥輔助醫療比例。

都會區較多

都會區的中醫醫療院所較多，就醫方便，因此也有較多的癌症病患求診中醫藥輔助治療。

社經地位較高

社經地位較高或是健保投保薪資較高的癌症病人，有較充裕的經濟支持。

≫ 鼻咽癌、乳癌病人最常看中醫

我也分析罹患不同癌症的病人看中醫的比率，結果發現：

鼻咽癌

鼻咽癌的病人在西醫通常會給予化療合併放射治療，病人有近 30％會尋求中醫輔助治療，我們進一步分析，發現中醫師經常開立甘露飲、辛夷清肺湯等來治療鼻咽癌的病患。隨著中藥治療的天數增加，病患的死亡風險也降低，在每年使用 180 天以上中藥治療的鼻咽癌病人，死亡風險比單純使用西醫常規治療的病人減少 63%。

而進一步在人類鼻咽癌細胞與小鼠動物模型，都可以發現中藥甘露飲治療可以毒殺鼻咽癌細胞造成癌症細胞凋亡，並且能夠減少小鼠模型的腫瘤增生。這個研究也在 2019 年發表在國際口腔癌症學會與國際頭頸部腫瘤學會聯盟的官方期刊《頭頸部學專科期刊（Head & Neck）》。

乳癌

在我們分析的 6 萬多位乳癌病人中，有多達 1 萬 4 千多位就診中醫，應是中醫師最常遇到癌症病人，不論她們接受哪種治

療，手術、化療或化療加放療，每個階段都有病人去看中醫，就醫需求大。

過去臺北醫學大學納入晚期乳癌病人所做的研究發現，額外加上中藥治療的病人，降低了 45% 的死亡率。而中醫師治療晚期乳癌經常開立的中藥且與降低死亡率最有效的是白花蛇舌草、半枝蓮和黃耆。白花蛇舌草和黃耆過去在基礎實驗上都發現有免疫調節的作用。這項研究發表在 2014 年美國癌症學會（American Cancer Society）的官方期刊《癌症（Cancer）》。

其他癌症

其他幾個癌症的中醫就診比例，依序為卵巢癌（21.1%）、子宮癌（14.1%）、口腔癌（13.1%）、大腸直腸癌（12.1%）、子宮頸癌（12.0%）、淋巴癌（12.0%）、肝癌（11.7%）、白血病（11.2%）、肺癌（10.6%）、胃癌（9.1%）、食道癌（9.0%）、前列腺癌（8.6%）、膀胱癌（8.4%）等。

而中醫治療癌症病人的方式，九成以上使用口服藥物，針灸較少，但是也有使用針灸緩解化療、放療等治療導致的不適。

≫ 癌症病人最常因為哪些不適而去看中醫？

根據我們發表在 2018 年的《整合癌症治療（Integrative Cancer Therapies）》國際學術期刊的研究發現，台灣癌症病人到中醫門診就診常見的主訴包括：

疼痛、痠痛

跟癌症相關的疼痛（cancer pain）有好幾種，比如腫瘤本身在病灶處造成腫脹、疼痛；手術後疼痛，比如切除腋下淋巴，造成淋巴水腫、疼痛；藥物副作用，如乳癌抗荷爾蒙藥物會造成關節疼痛；癌症轉移到骨骼，造成疼痛。病人看診時常表示「希望能不吃或少吃止痛藥」。

美國臨床腫瘤醫學會（American Society of Clinical Oncology）也在 2022 年發表癌症病患的疼痛控制整合醫療指引，建議在成年癌症病人，應該要推薦針灸治療芳香化酶抑制劑（乳癌病人常用的一種抗荷爾蒙治療藥物）導致的關節疼痛；對於一般的癌症疼痛或肌肉骨骼疼痛，可以推薦針灸、反射療法或穴位按摩。另外，可向經歷手術疼痛的病人推薦催眠療法；可以向在安寧緩和醫療或臨終關懷期間經歷疼痛的病人推薦按摩。這些建議基於中等水平的證據，獲益大於風險，推薦強度適中。這項治療指引也發表在 2022 年的《臨床腫瘤雜誌（Journal of Clinical Oncology）》。

消化道不適

化療副作用如噁心、嘔吐、食慾不振、腹脹、腹痛、腹瀉。由香港中文大學研究團隊在 2015 年發表在《科學報導（Scientific Reports）》國際學術期刊的研究發現，針灸對於化療造成的噁心、嘔吐、疲倦、中性白血球低下均具有良好的實證證據。臨床上，中醫師也很常建議病人透過按摩足三里、內關穴，來緩解化療造成的消化道不適。

失眠

疾病本身、治療副作用或者因為擔心病情，都可能影響睡眠，是癌症病人的一大困擾。美國紐約的斯隆・凱特琳紀念癌症中心（Memorial Sloan-Kettering Cancer Center）在一項從隨機臨床試驗數據的研究分析中發現，電針和耳針與常規西醫照護相比，能夠大幅度地改善癌症病患的睡眠品質，針灸組睡眠質量的改善從臨床試驗開始，可以一直持續到第六個月。這項研究刊登在 2023 年美國癌症學會的官方期刊《癌症（Cancer）》。

肌肉、關節疼痛

肌肉骨骼症狀是芳香化酶抑制劑最常見的不良反應，通常會導致癌症病人的治療中斷。由美國哥倫比亞大學癌症中心聯

合 11 個全美的醫學中心所做的隨機臨床試驗發現，早期乳癌的停經後婦女在服用芳香化酶抑制劑治療時，如果出現關節疼痛症狀，經過 6 週、12 次針灸療程之後，再持續每週 1 次、總共 6 週的治療，針灸治療與假針灸組或等候名單對照組比較，關節疼痛顯著減少。這項研究發表在 2018 年的美國醫學會的官方期刊《美國醫學會雜誌（JAMA）》。

便祕

大腸直腸癌、攝護腺癌、膀胱癌、卵巢癌等位於骨盆腔的腫瘤，可能影響腸道蠕動，影響排便。而腸胃道的蠕動可以透過局部中脘穴或是遠端穴位（如足三里穴、支溝穴）的刺激，幫助腸胃道蠕動。透過中藥如常見的麻子仁丸，就是一個簡單實用的中藥複方，幫忙潤下通腸。

過去香港浸會大學就曾經做過麻子仁丸的隨機對照臨床試驗，發現麻子仁丸對於緩解功能性便祕效果良好，這項研究發表在 2011 年的美國胃腸科醫學會的官方期刊《美國胃腸病學雜誌（American Journal of Gastroenterology）》。如果是因為手術或臥床後身體虛弱，用溫中補氣的中藥複方（如理中湯）協助袪除裡寒、健運脾胃，使脾胃的氣機升降恢復正常，也是一個比單純使用軟便劑或瀉藥更好的方式。

焦慮、憂鬱

癌症病人經常對於病情感到焦慮或憂鬱，治療過程中除了家人朋友的支持，透過口服中藥例如加味逍遙散、針灸治療、適當的養生運動，也有助益。過去一項針對乳癌接受化療病人所進行的八段錦運動研究，經過 3 個月（每週 5 次、每次 30 分鐘）的八段錦練習，發現病人的認知能力大幅度提升，而疲倦與焦慮症狀大幅度改善。這項研究發表在 2022 年的國際學術期刊《癌症支持照護（Supportive Care in Cancer）》。

熱潮紅

許多乳癌或婦癌病人接受抗荷爾蒙療法，會出現類似更年期的症狀，如熱潮紅，此時口服中藥或針灸都能夠改善症狀。2016年，義大利研究團隊發表在《臨床腫瘤雜誌（Journal of Clinical Oncology）》的臨床試驗顯示，針灸能夠有效減輕乳癌病人的潮熱紅症狀，並改善血管舒縮、身體和心理社會方面的困擾。

全身倦怠

癌因性疲憊是癌症病人最常見的慢性症狀之一。常用的中藥如補益正氣的黃耆，是中醫師經常開立給病人的用藥之一。

透過針灸也可以改善疲憊，特別是艾灸也是一種治療疲勞的傳統療法，可以作為治療癌症相關疲勞的替代策略。由韓國進行的一項臨床試驗發現，經過 8 週的治療，艾灸能夠有效改善癌因性疲憊，在 4 週的隨訪期內具有延長的治療效果。這項研究發表在 2021 年的《癌症醫學（Cancer Medicine）》國際學術期刊。

淋巴水腫

為了廓清腫瘤、減少轉移的風險，乳癌病人在手術時可能也會摘除腋下淋巴，術後淋巴液循環受阻，便造成水腫。艾灸療法能夠促進局部的循環，減輕水腫。2019 年《整合癌症治療（Integrative Cancer Therapies）》刊登一個臨床試驗，發現艾灸組治療 4 週後，跟壓力衣對照組一樣都能夠改善手臂周長與局部的腫脹，並且優於壓力衣對照組。

體重大幅減輕

癌症病人因為癌症本身或治療副作用，經常造成體重減輕。除了補充營養，中藥藥膳往往也能夠發揮作用。透過食材的選擇，搭配具有補益脾胃消化功能的四君子湯、四神湯等，都是很好的藥膳食補。

口乾

許多頭頸癌或鼻咽癌病人接受放射線治療，因為唾液腺受到破壞，影響唾液腺分泌唾液，進一步影響生活品質。這時候可以考慮口服中藥如甘露飲、沙參麥冬湯等調理，也可以用針灸的方式改善。

一項由美國德州大學安德森癌症中心（MD Anderson Cancer Center）發表的研究顯示，頭頸部腫瘤病人接受針灸治療一年後，口乾症狀顯著減少且嚴重程度降低。這項研究發表在 2019 年的美國醫學會官方期刊《美國醫學會雜誌：網路開放版（JAMA Network Open）》。

≫ 中西醫合作，改善各種不適並降低死亡率

西醫可用手術、放化療把腫瘤縮小，甚至根除，而加入中醫輔助治療，調整免疫力，有機會緩解癌症的症狀與治療副作用。中西醫互補、合作，對病人最有利。近年來有愈來愈多臨床試驗證據顯示，中西醫合併治療能緩解病患的症狀，甚至能改善免疫功能或減少死亡率。

舉例來說，近年有台灣的藥廠將黃耆研發成藥物（簡稱PG2），製作成點滴注射劑型，黃耆能補氣、調節免疫力，有助減輕癌症造成的疲憊。

馬偕醫院放射腫瘤科與安寧病房在 2012 年發表在《臨床與研究醫學（Clinical and Investigative Medicine）》的研究顯示，黃耆注射液 PG2 能夠改善末期癌症病患的中重度癌因性疲憊。長庚醫院腫瘤科 2020 年發表在《癌症研究與臨床腫瘤學雜誌（Journal of Cancer Research and Clinical Oncology）》的研究發現，在同步放化療的晚期頭頸部鱗狀細胞癌病人，每週 3 次注射黃耆注射液 PG2，相對於對照組，能夠改善生活品質、疼痛與食慾。

而另一項發表在 2021 年《整合癌症治療（Integrative Cancer Therapies）》研究，針對末期肺癌並接受免疫療法的病患進行臨床研究分析，也發現接受黃耆注射液 PG2 的患者，能改善免疫細胞中性球對淋巴球的比例，改善免疫功能。

我們的研究團隊 2018 年發表在《整合癌症治療（Integrated Cancer Therapies）》的一篇研究發現，相對於單純只接受西醫治療的癌症病人，額外加上中醫藥輔助醫療的癌症病人，死亡風險降低了 31％。這個研究結果是透過重大傷病的數據分析，雖然不是直接的隨機對照臨床試驗，但也暗示中醫介入有機會幫助癌症病人。

≫ 全民健保中醫癌症患者加強照護整合方案

有鑑於愈來愈多的臨床實證支持，目前全民健保也有幾個中西醫結合照護癌症病患的方案。「全民健保中醫癌症患者加強照

護整合方案」希望透過中西醫結合的治療方式，將腫瘤病人經手術、放化療後常出現的腸胃不適、眩暈、落髮，以及療程中常出現的口乾、口腔潰瘍、便祕、腹瀉、張口困難等症狀減輕到最低，讓病人能順利完成整個西醫療程，發揮最大療效。

尤其末期病人出現的惡病質，諸如體重減輕，食慾不振，精神萎靡等不適，以及疼痛問題，透過中醫調理體質，可以提升生活品質。

以下幾種中西醫結合的輔助治療方案，提供癌症西醫住院、中醫輔助，或是到中醫門診進行延長或加強照護：

◇ **癌症患者西醫住院中醫輔助醫療計畫**：需中醫輔助醫療之癌症住院患者。

◇ **癌症患者中醫門診延長照護計畫**：因癌症接受手術後或接受化學治療、放射線治療過程中副作用明顯之癌症患者。

◇ **特定癌症患者中醫門診加強照護計畫**：經西醫確診為乳癌、肝癌、肺癌、大腸癌等病人，經手術後一年內或放化療（含標靶治療）或其他抗癌治療期間者。

癌症病人在住院期間或出院後可以依照全民健保的方案，會診或諮詢中醫師，提供中西醫結合的癌症照護。

【癌症免疫疾病2】
中西整合癌症
醫療的作用

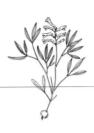

　　中醫古籍曾經有關於癌症的描述，現代常用的「癌」、「瘤」等詞彙在古代醫書中也出現過。例如《黃帝內經》曾經提到「腸覃」，這是一種長在胸腹部的腫塊。「其始生也，大如雞卵，稍以益大，至其成，如懷子之狀，久者離歲，按之則堅，推之則移。」古籍常用「積聚」來形容腫塊，意思是堆積、聚集，例如《黃帝內經》中所說：「腸胃惡，惡則邪氣留止，積聚乃傷脾胃之間，寒溫不次，邪氣稍至。蓄積留止，大聚乃起。」

　　此外，醫書也用「結」、「癥」、「瘕」形容不正常病理產物的堆積，也曾用「乳岩」形容乳房硬塊、結核。

　　中醫認為癌症是「正虛邪實」，身體的正氣虛弱，讓癌症或腫瘤有機可乘，生成體內的「邪」。人體健康與否取決於氣血的流通和協調，而積聚的「邪氣」堆積在身體裡面，往往與身體的氣血運行不順有關。因此，保持身體的平衡、有足夠的「正氣」，避免積聚形成是預防癌症的重要方法。

當然，如果已經出現了腫塊或積聚，也不必過於擔心，有時候病患會因為局部病灶出現實證，例如悶痛或疼痛，但整體身體卻表現出虛證，例如疲倦、無力等，或是在西醫療程中出現相關的副作用，除了正規的西醫治療，透過中西醫整合醫療截長補短，可以有效地幫助身體恢復平衡，促進積聚的消散，減輕病情。但是，一定要找正規的中醫師診斷和治療，切勿盲目自行嘗試，以免延誤病情。

「氣」其實類似免疫力，《黃帝內經》中說：「正氣存內，邪不可干。」當免疫力充足，形成防護，外邪、不正常的病理產物（如癌、瘤），就不至於生成，侵犯人體。

因此，中醫治療癌症不只用抗癌藥物「祛邪」，更重要的是用「扶正」的藥物調補，恢復人體正氣、免疫力，外邪自然難以危害健康。

≫ 中醫參與治癌，幫病人活得更好更久

中醫可以用來輔助癌症治療，針對病人的不同階段，例如急性期、緩解期或預防復發，以及不同治療方式，例如手術、放療或化療等，提供適當的調理處方。

在癌症治療過程中，可能會出現各種遍及全身的副作用，像

是疼痛、噁心、嘔吐、食慾不振、失眠、疲倦以及體重減輕等，不僅影響生活品質，有時還會因此中斷治療。這時，中醫可以針對不適症狀，提供對症治療，幫助病人減輕痛苦，維持生活品質。

中西醫整合治療癌症有 4 個目標：

◇ **提升存活率**：中醫治療結合西醫治療，減緩癌症症狀、提升身體免疫力、延長病人的壽命。

◇ **改善生活品質**：例如減輕癌症合併症（如疼痛、噁心、嘔吐、缺乏食慾等）和治療副作用，讓病人更能夠度過治療過程，維持生活品質。

◇ **提升西醫抗癌治療的效果**：中醫治療降低癌細胞的抗藥性，並提升病人在治療過程中的耐受性，有更好的體力接受完整的治療，進而提升治療效果。

◇ **透過中西醫整合醫療鞏固療效，調節免疫力，降低復發、轉移的風險。**

綜合來看，中西醫整合治療癌症能夠結合中醫的特色，考量病患整體體質，具有個人化醫療的特點，根據病人的不同情況制定出不同的整合治療方案。

≫ 中西醫各有所長，合作治癌對病人最有益

癌症是一種複雜的疾病，每個癌症的表現都不一樣。西醫較擅長透過檢查來確定病症，比如透過病理檢查、細胞生物學、分子生物學等技術，來分析癌症的種類、發展程度及病變的機制。而中醫則擅長透過觀察症狀、聞聲、問病、切脈等方式，了解病人體質的狀況，包括氣虛、血虛、氣鬱、血瘀等不同的證型。中醫師會根據病人的體質特徵，制定相應的治療方案，處方用藥也會因人而異。

我曾遇過一位6、70歲的大腸直腸癌病人，手術後傷口雖癒合了，但腸胃蠕動慢、功能未恢復，肚子愈來愈脹，難以進食，靠打點滴補充營養。

病人希望會診中醫，我去看診時發現他脈象虛弱，可能是因手術後身體虛弱，正氣偏虛，身體動能不夠，連帶影響腸胃蠕動。他的舌頭腫腫胖胖的，表示體內濕氣重。我開給他很簡單的藥物理中湯，包含人參、乾薑、甘草、白朮，能溫中散寒，健脾益氣。

第二天我又去看他，病房沒人，我嚇了一跳，心想：難道病情急轉直下？走出病房，看到他遠遠從走廊走過來，很開心地跟我說：「開完刀，肚子脹了好多天，很不舒服，連下床都有困難。昨天吃了中藥，上了好幾次廁所，都清乾淨了，肚子消下去了，

想吃東西，也能下床活動了。」

還有一位高齡90、罹患胰臟癌的伯伯，已接受化療，身形清瘦、容易疲倦、食慾不佳、體力衰弱，出現「惡病質」。伯伯主動表示希望接下來以中醫治療為主，家人也尊重他的意願。

消化系統相關的癌症常影響食慾，而中醫認為脾胃是後天之本，我開給伯伯健脾胃的藥，從調理消化吸收能力著手，兼具補氣作用，提升免疫力及整體體力，他的食慾好多了，也不再那麼容易累疲倦，比較有元氣抗癌。

≫ 免疫療法類似中醫的「扶正」

在治療方式方面，西醫較擅長「祛邪」，以手術、化療、放療、標靶療法去除或減少癌細胞，較欠缺「扶正」的觀念，直到近年的免疫療法，以激活人體免疫力來抗癌，其實類似中醫「扶正」的觀念。

中醫擅長扶正，恢復人體正氣來抑制腫瘤侵犯或減少副作用，結合中西醫的長處合作治癌，對病人最有益。中醫治療癌症的特點在於扶正固本，恢復身體正氣，以抑制腫瘤的侵犯。西醫雖然現在也有免疫療法，但常規的手術、化療與放療等治療方式多是針對癌細胞直接進行強攻，中西醫兩者可以並行而不悖。

≫ 中醫治癌 4 大治則

中醫治癌有 4 大治則，分別是扶正固本、活血化瘀、清熱解毒、滋陰生津。

扶正固本

當腫瘤變大，不管是血瘀還是熱毒，都會傷害正氣，讓身體虛弱。中醫會根據病人的臨床症狀，採用扶正固本的治療方法。

例如，如果病人常感疲倦虛弱、腸胃消化功能不良，這可能是偏氣虛，可用黨參、白朮、茯苓、甘草等藥物幫助改善脾胃；如果造血功能不好，皮膚蒼白沒血色、易頭暈、四肢冰冷麻木、睡眠不佳，這可能是偏血虛，可用當歸、雞血藤、阿膠等藥物來補血；如果呼吸喘、走路上氣不接下氣，代表肺虛，可使用黃耆、人參等藥物進行補益肺氣；如果消化吸收不良、噁心、想吐、便祕，反映脾虛，則可以選擇香砂六君子湯、麻子仁丸等幫助治療；骨骼肌肉痠痛無力、腰膝痠軟、掉髮、眩暈，則屬於腎虛，可用菟絲子、枸杞、杜仲等藥物來補腎；便祕、口乾舌燥、口苦，反映陰虛，可用天門冬、麥門冬、何首烏、石斛、西洋參等藥物來改善。

中醫除了對症治療，也改善免疫功能（包括幫助免疫細胞增殖、增強活力）、提升骨髓造血功能，當血球新生，不只能改善

貧血，也有助提升免疫力，鞏固療效，預防復發。過去我們做過一個臨床研究，探討白血病病患經造血幹細胞移植後，使用中藥聖愈湯治療後改善骨髓造血功能的潛力，這個研究發表在2018年的《整合癌症治療（Integrative Cancer Therapies）》國際學術期刊。

清熱解毒

癌細胞的生長和治療過程中會產生熱毒，導致局部組織腫痛、發熱、甚至壞死等症狀。而腫瘤變大，代謝旺盛，身體的負擔變多，同時免疫細胞在跟腫瘤細胞對抗的過程所發生的發炎反應，也都會產生熱毒，中醫常用金銀花、蒲公英、大青葉、黃連、白花蛇舌草、黃柏、黃芩、梔子來清熱解毒。這些藥物可以減少發炎，對治療癌症有一定的幫助。

活血化瘀

腫瘤是不正常的細胞積聚，當它們生長，就會阻礙血液循環，腫脹、壓迫周圍組織，這種症狀類似中醫所謂的血瘀證型，瘀代表不通，不通甚至還會造成疼痛。

中醫在診斷時會觀察病人的舌頭和舌下的血管，發現血瘀型的病人，舌頭上會有暗紫色的瘀斑，舌下的兩條絡脈也會變黑

腫，這些都是血瘀的表現。2021 年由中國醫藥大學中醫學系發表在《輔助另類醫學實證（Evidence-Based Complementary and Alternative Medicine）》的研究也發現，乳癌病患舌診經常發現有瘀斑，而中醫常用來幫助活血化瘀的藥物包括：川七、雞血藤、紅花等植物類藥物，以及水蛭等動物類藥物。

滋陰生津

放療和化療是目前常用的癌症治療方法。

放療屬於陽毒，照射在頭頸部，會影響唾液腺，導致口乾舌燥，也會損傷皮膚，造成乾燥脫屑，甚至潰爛，可以使用蘆薈、白芷局部塗敷。

而化療屬於陰毒，影響體內水分代謝，除了造成肢體腫脹、噁心想吐；化療也會造成口苦、咽乾、口腔黏膜潰瘍、潮熱、盜汗等症狀，這些都是陰虛的表現，表示身體有虛熱，常用的中藥如麥門冬、玄參、石斛、玉竹、天花粉都有養陰、修復黏膜的功效，也能增加唾液。

≫ 化療副作用造成全身不適，中醫來幫忙

卵巢癌不易早期發現，相對難治療。曾有位經婦產科轉介中醫會診的卵巢癌病人，接受化療後，噁心、想吐、吃不下飯、暈眩，她的求生意志依然旺盛，很留心飲食及作息，也學氣功調理身體，經中醫調理後，使用香砂六君子湯為主的處方，改善脾胃功能，補益正氣，後來食慾好轉，吃得下，精神、體能也好轉，能承受後續化療了。

化療的副作用往往讓病人難以忍受，不只影響局部器官，也可能產生全身的副作用，這是中醫可以著力之處。

局部皮膚潰爛

在接受化療時，藥物可能會不慎滲漏出來，導致皮膚損傷和潰爛。此時，中藥的青珠膏可以幫助修復皮膚。另外，長期注射藥物可能會導致靜脈發炎、腫脹和微血管變硬、變脆、易斷裂，中藥的金黃散可以發揮消炎作用，舒緩皮膚不適。有些病人使用特定的化療藥物如截瘤達（Capecitabine）、微脂體小紅莓（Li-po-Dox），可能造成手足症候群，手腳的皮膚也會紅腫，也可以考慮用苦參膏等中藥製劑協助緩解。

骨髓造血功能被抑制

比如化療是治療白血病的常見方法之一。然而，化療藥物無法分辨好壞血球，也同時抑制了紅血球、血小板的生成，因此病人容易貧血或稍有碰撞就出現瘀血、出血。

中醫認為，腎主骨髓和造血功能，因此在治療白血病時，可以使用具有補腎、健脾和益氣的中藥幫助造血，例如太子參、黃耆、女貞子、阿膠、枸杞、山藥、四君子湯和四物湯等中藥，都可以幫助病人增加紅血球和血小板的生成。

有些白血病病人接受骨髓移植後，醫師仍會長期開化療藥來防止腫瘤復發，但這些藥物也可能抑制骨髓增生，進而影響移植後的恢復情況。前面提到的中藥聖愈湯臨床研究，是我一位以色列學生 Tom Fleischer 做的研究，探討白血病病人接受造血幹細胞移植後，用聖愈湯（包含熟地黃、川芎、芍藥、人參、當歸、黃耆組成）改善骨髓造血功能的潛力。

消化道多種不適

化療藥造成消化道黏膜受損，影響消化吸收，常感覺噁心、想吐、食慾不振，可用橘皮竹茹湯、四君子湯、參苓白朮散、補中益氣湯改善；腹痛可用芍藥、甘草；山藥、薏仁則可以減輕腹瀉；病人也會口乾，天花粉、知母、麥門冬可修復口腔黏膜，

增加口水。消化道黏膜受損嚴重的患者，甚至會腸胃道出血，用三七粉、仙鶴草、白芨可止血。

美國耶魯大學（Yale University）講座教授、中央研究院院士鄭永齊曾研究中藥治療癌症的效果，他從東漢著名醫家張仲景所著的《傷寒雜病論》找出方子「黃芩湯」，包含黃芩、芍藥、甘草、大棗等 4 味藥。

黃芩湯本來用來治療腹瀉、噁心、嘔吐，跟化療的副作用很像，鄭院士用這個方子做臨床試驗，給肝癌、胰臟癌的病人服用，發現化療副作用都減輕了，更意外發現存活率提升。這可能是因為，當副作用變少，病人就有機會接受全程化療，不致因為承受不了副作用而中斷治療，因此治療效果顯著。

另一原因可能是，黃芩湯本身有抗癌效果，鄭院士再做了研究，發現確實有一些抗癌效果。鄭院士後來得到美國食品藥物管理局（FDA）同意，用黃芩湯做了大型臨床試驗，發表多篇論文，包括國際學術期刊《科學轉譯醫學（Science Translational Medicine）》。

有趣的是，把組成黃芩湯的 4 味藥分開，任一種藥單獨使用，效果都沒有 4 味藥加在一起效果好。不得不佩服古人用藥的經驗與智慧，複方藥物的搭配，運用了「君臣佐使」的概念，4 種藥物互相輔佐、協調，才能發揮更好的作用，也經得起現代科學的檢驗。

手腳麻木、疼痛

白金類化療藥物（如「順鉑」）或含長春花鹼的化療藥具神經毒性，沉積在神經，會造成肢體麻木、疼痛、無力，可用雞血藤、夜交藤、丹參來活血化瘀、通筋活絡。中國醫藥大學中醫藥研究中心與附設醫院癌症中心合作的研究發現，針灸也能夠改善化療造成的周邊神經病變。這個研究發表在 2023 年的《腫瘤學家（The Oncologists）》。

傷害臟腑

化療藥「順鉑」、「小紅莓」具心肌毒性，可能讓心臟跳動不規則，可用含西洋參、麥門冬、五味子的生脈散及炙甘草湯改善。這兩種化療藥也對泌尿道有毒性，造成病人有膀胱炎、出現血尿，藉由八正散、小薊飲子可望減輕；另一方面化療藥也傷腎，影響排尿、水分代謝，因而全身浮腫，腎氣丸、薏仁、茯苓、白茅根可幫助水分代謝，減少浮腫。

有些化療藥也傷肝、膽，加味逍遙散、佛手可緩解藥物的肝膽毒性。

掉髮

　　化療藥物破壞毛囊，細胞本來不斷複製、增生，但被藥物抑制，因此會掉髮。中醫會開六味地黃丸、七寶美髯丹、枸杞、何首烏等協助改善。

易發熱、流汗

　　化療藥物屬陰毒，造成身體偏虛、產生虛熱，心情易煩躁、身體發熱冒汗，生脈散、沙參麥冬湯、知柏地黃丸、補中益氣湯均是很適合用來補氣養陰的藥。

更年期症狀

　　比如乳癌藥物會抑制荷爾蒙，病人會出現類似更年期的症狀，如停經、潮紅、盜汗。中醫可以用養陰清熱的知柏地黃丸、秦艽鱉甲散等來緩解。

　　也有許多病人接受標靶治療，副作用包括皮膚起類似痤瘡的紅疹、皮膚乾燥、甲溝炎等，這類的手足症候群，除了清熱養陰的中藥如銀花、連翹、苦參、玄參等，也可以用外用的中藥藥膏如紫雲膏、苦參膏等。

≫ 加入中醫治療，提升存活率

根據我們團隊在 2018 年發表於《整合癌症治療》期刊的研究，發現除了西醫常規治療，額外加上中醫藥輔助治療的癌症病患，其死亡風險降低了 31%，暗示中醫介入有助於改善癌症病患的狀況。中醫強調身心合一的治療，藉由調節身體內部的能量平衡，以及適當的飲食調整和運動方式，來幫助患者恢復健康。

≫ 以毒攻毒或許有奇效，但也很傷身

西醫治癌比較偏向以毒攻毒，除了手術，也用陽毒（放療）、陰毒（化療）來殺死癌細胞；中醫也認為癌是一種毒、從身體內部生出的邪氣，其實也有以毒攻毒的治療方式，但是不鼓勵病人嘗試。

偶爾看到少數病例用以毒攻毒的方法發揮奇效，腫瘤神奇消失，但這樣的個案非常非常少，而且從中醫理論來看，並不適合用「攻」、「伐」之法與敵人作戰太久。

民間用來以毒攻毒的藥，確實都很毒，動物類包括蜈蚣、全蠍等；礦物類有雄黃、砒霜；植物類則有長春花、雷公藤、天南星。這些「毒藥」可以抑制癌細胞，但也同時抑制免疫細胞，在以毒攻毒的過程中，如果損傷臟腑，免疫力也會受到波及。

中醫治則中也會用「攻」法袪除病邪，如「化瘀」、「化痰」、「清熱解毒」都屬於「攻」法，用「軟堅化結」的方法對治偏硬的實體腫瘤，也是「攻」。

但用「攻」法必須謹慎，視整體狀況調整，不能一味「攻」，也必須同時「扶正固本」，否則「攻」到最後，人也虛脫掉了，腫瘤趁機復發、轉移，反而不利長期抗癌。

即使治療感冒也是運用同樣的道理。如果因風邪感冒，醫師會開給袪風邪的藥，流流汗幾天就好了，但不會一直用發散的藥，發散到最後人就虛掉了，還必須同時「扶正」，提升病人的正氣，維持體力才能抗病。這是中醫千年累積的智慧。

 ## 中醫也有極限，不是癌末救命萬靈丹

有一天門診，遇到一位家長帶著小孩坐輪椅進來，病童的臉有點浮腫。「顏醫師，我的孩子有惡性腦瘤合併轉移，想看中醫能不能治療腫瘤？」病童的爸爸把厚厚一疊西醫治療的病例和影像光碟放到診療桌上。

台灣兒童癌症的標準化發生率為每 10 萬人口 14.4 人，罹患率最高的是白血病、腦瘤、淋巴瘤等，治療成功率已經很高，尤其是急性淋巴球白血病的治癒率已達 9 成以上。

　　然而，有些兒童癌症如髓母細胞瘤（medulloblastoma），發生位置如果在小腦，不僅造成動作不協調、步伐不穩，也可能隨著病程進展造成水腦症與意識障礙，需要手術、化學治療、放射線治療，甚至有些治療後的後遺症（如內分泌功能失調等），須要持續追蹤。

　　這個病童的髓母細胞瘤已經轉移，在詳細看過病歷和診察後，我跟家長溝通，中醫在這個階段能幫的忙，以緩解不適（如腦壓升高造成的頭暈、頭痛、噁心、食慾不振）為主，開立中藥改善循環、調暢氣機，並從扶正的角度協助病童改善精神與體力，然而，恐怕已無法期待消除腫瘤、完全治癒。

　　疾病千變萬化，而醫療終究有極限，中西醫皆如此。雖然中醫有它的強項和長處，可以補西醫的不足，但當病情惡化到一定程度，也不能期待它是救命萬靈丹。我必須適時誠實告知，不能讓病人和家屬抱著不切實際的期待。當然，我還是會盡全力幫病人減輕不適，透過中西醫共治，延長存活率，改善副作用與提升生活品質。

第四單元

自我照護，平衡免疫力

4·1 中醫養生智慧：
順應四時，未病先防

2019 年底開始的新冠肺炎疫情，提醒了世人免疫力的重要。霎時間，許多人都體會到免疫力如果不足，可能讓我們在面對新興感染病毒時免疫防線潰堤，病毒長驅直入，也導致全世界成千上萬的人染疫，甚至在染疫後因為缺乏免疫力的抵抗而不幸過世。

其實，在人類的歷史上有多次這樣的經驗。漢朝張仲景遇到傷寒疫情、明朝吳又可遇到瘟疫疫情，都是免疫力與外在感染症對抗的經驗，也分別促成中醫史上對傷寒與瘟疫更深的認識。

秦始皇派遣徐福去尋找長生不老藥，現代人願意花重金買各種保健食品，目的都只有一個：養生保健，延年益壽。

中醫和西醫的差異之一，是強調養生和未病先防，並以《黃帝內經》的養生學說為基礎。「人」存在「天」與「地」之間，天、人、地三者息息相關，即所謂「天人相應」。天地之間包括

氣候變化、季節變化、居住環境、社會環境都會影響到人的身體健康。而人除了受到外在的環境影響，身體也像是一個小宇宙，有著五臟六腑、精氣神的元素、氣血經絡的運行，依照著一定的規律，依循這樣的規律恆定運行，讓內在與外在協調，就是身體健康，達到養生保健與延年益壽的基礎。

古代醫學家在長期生活實踐中，認識到自然界是人類生命的源泉。《黃帝內經素問・寶命全形論》說：「人以天地之氣生，四時之法成。」可以視為養生的原則和方法：

≫ 整體觀

根據天人相應的學說，人的生存依賴陽光、空氣、水和各種食物養分，也受外在自然界各種因素的影響。人以五臟（肝、心、脾、肺、腎）為核心，與自然界的春、夏、秋、冬的四時節氣等相應，應該要「順應四時」。同時，中醫也注重適應及融入社會環境，強調內心的修鍊，認為這些都影響健康。

≫ 平衡觀

內在與外在環境的平衡協調也很重要。人類和自然界是相互依存的，因此必須適應自然界的變化以保持平衡和協調。其中，

「陰陽平衡」是維持身體健康的關鍵因素之一。身體內部的器官、經絡、氣血等系統的平衡協調是保證正常生理功能運作的基礎，而當平衡被破壞時，常常會成為疾病產生的內在原因。

飲食有節、起居有常

《黃帝內經》說道：「上古之人，食飲有節，起居有常，不妄作勞，故能形與神俱，而盡終其天年，度百歲乃去。」要健康長壽，飲食應該要有節制、作息要有規律，並且不過度勞累，身心才能取得平衡。

然而，現代人的生活習慣卻不盡如此，經常熬夜晚睡、過度疲勞、耗竭元氣，飲食不定時或是不節制，導致許多文明病。因此，要保持身心健康，應該控制飲食，保持作息的規律，勞逸結合，不過度疲勞，才能讓身心保持平衡，從而長壽健康。

調養精神情志

《黃帝內經》說：「虛邪賊風，避之有時，恬淡虛無，真氣從之，精神內守，病安從來。」要預防疾病，除了避免四季氣候變化的外來邪氣與有害的病因，還要保持心裡的清靜，減少雜念與慾望，內心能夠做到「恬淡虛無」，這樣就能調和正氣，精神能夠守持於內，就能預防疾病的發生。

≫ 恆動觀

中醫學將氣的運動總結為「升降出入」。氣是體內不斷進行交換的物質，其中具有各種營養作用的被稱為清氣，而經消化吸收後剩餘的和代謝產生的廢物則被稱為濁氣。運動能夠促進氣血流通，加速氣的升降出入，從而提高臟腑的生理功能，讓身體變得健壯。《呂氏春秋》也說：「形不動則精不流，精不流則氣鬱。」

≫ 制宜觀

因時、因地、因人制宜。因時制宜是依據季節的變化調整飲食、作息和採用不同的養生方法；因地制宜是根據不同地區的地形、氣候和生活習慣調整養生方式，以配合當地的具體情況；因人制宜則是考慮個人的年齡、性別、身體狀況和精神狀態等個體差異，選擇不同的養生方法。

≫ 扶正祛邪

中醫強調扶正祛邪，重視培養人體正氣。正氣是指身體各項功能的總和，同時也是人體的抗病能力。

《黃帝內經》中說：「邪之所湊，其氣必虛。」也提到：「正

氣存內，邪不可干。」這是指病邪能夠侵入人體，是因為正氣不足；如果能夠增強正氣，即使身處不良的環境，病邪也難以侵害人體。因此，可以利用食療、藥療、運動等方式來保護和強化正氣，改善體質，進而提高抵抗疾病的能力。

4·2 八段錦柔中帶剛，暢通經絡氣血

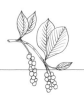

　　運動可以提升免疫力，中醫認為平甩功、八段錦、太極拳都是理想、適合各年齡層的運動。當然，如果沒有充裕的時間鍛鍊，每天健走，也能夠改善身體的氣血經絡循環。

　　平甩功、八段錦、太極拳這些中醫養生運動的特色是動作緩慢、柔和中帶有力道，能夠全身運動，調節全身經絡和氣血，是鍛鍊心血管系統的良好方式，同時也有助平衡感，更能讓身體保持充沛的精力和良好的心理狀態。

≫ 練功 4 大要點

心懷正念	練功時需帶著愉悅、感恩、正面的心情。	**鬆、靜、自然**	在練功的過程中，身心要鬆弛、靜止，不要強迫或刻意去做。
意到氣到	練功時需把意念和氣息都放到運動中，使身體和心靈平衡。	**收功時要氣歸丹田**	收功時，要把注意力集中在丹田，進行 3 到 5 次腹式呼吸。

≫ 八段錦養生功法示範

　　八段錦由八種肢體動作組成，內容包括肢體運動和氣息調理，是民間流傳的養生氣功。

第一段錦：雙手托天理三焦

【作用】拉長脊椎、頸肩，擴展胸廓。

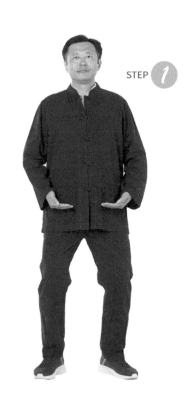

STEP 1

1. 站立自然，雙手掌心向上，中指相接置於小腹前，屈膝微蹲成馬步。

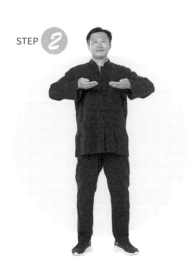

STEP 2

2. 吸氣，雙手向上舉起至胸口高度。

STEP 3

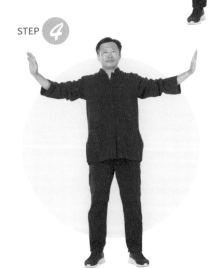

3. 翻掌向外提到頭頂，伸直手臂並
將雙手托天，同時向上仰望，保
持 3 至 5 秒。

STEP 4

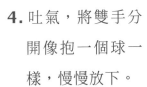

4. 吐氣，將雙手分
開像抱一個球一
樣，慢慢放下。

5. 重複這個動作 3
次。

第二段錦：左右開弓似射雕

【作用】 穩定身體下盤，同時伸展胸廓和肩頸肌肉，有效減緩胸
悶和肩頸痠痛。

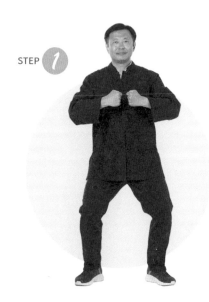

STEP 1

1. 跨馬步兩肩寬，兩手握拳，掌
心向內相接置於胸前，為豎拳。

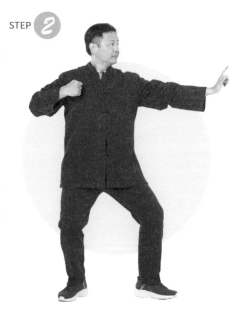

STEP 2

2. 左手比出「七」的姿勢（食指
與拇指垂直，其餘三指內收），
右手維持豎拳。出一步跨馬步，
兩腳與肩同寬。

吸氣，左手向左推出伸直，眼
看食指尖，右手同時拉至右胸
側，如拉弓射鵰，身體向左轉，
維持 3 ～ 5 秒。

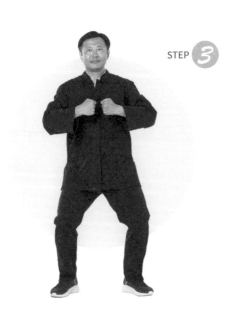

STEP 3

3 吐氣，左手握拳收回，身體轉回原位。

STEP 4

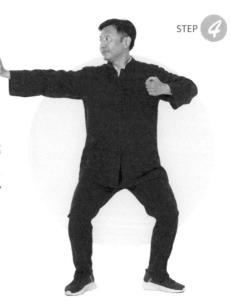

4 再換右手比出「七」的姿勢，左手維持豎拳，重複以上動作。左右交換為一次。

第三段錦：調理脾胃須單舉

【作用】 調理脾胃功能，改善消化。

STEP 1

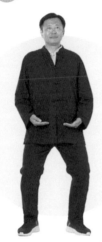

1. 自然站立，雙腳與肩同寬，雙手掌心向上，中指相接置於小腹前，屈膝馬步微蹲。

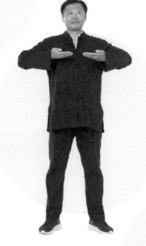

吸氣，雙手向上提至胸口高度。

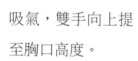

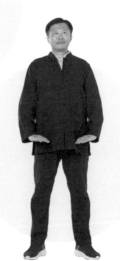

吐氣，雙手掌心向下，回到原位。

2. 吸氣，兩手再度提起，右手掌心向上，左手掌心向下。右手舉起至頭頂，掌心向上，注視右手掌心；左手下壓成按地姿勢。

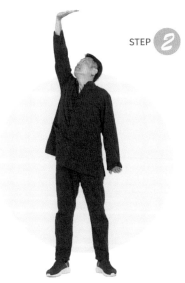

STEP 2

STEP 3

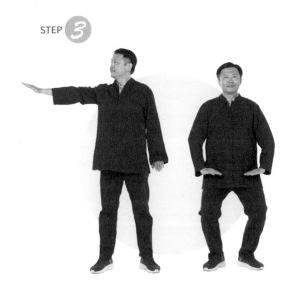

3. 吐氣，右手從右側緩慢下放，頭回正，雙手下垂放鬆。

4. 左右交替為一次。

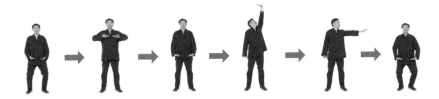

第四段錦：五勞七傷往後瞧

【作用】 旋轉脊椎、舒緩肌肉，促進經絡氣血循環，特別適合長時間低頭使用手機及電腦的族群。此動作還有助改善因長時間保持同一姿勢而引起的身體不適。

STEP ①

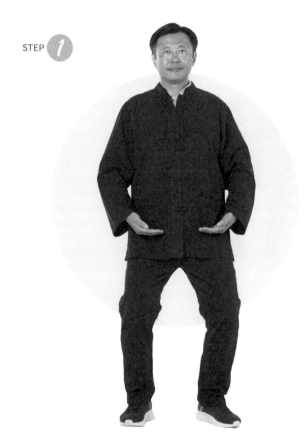

1. 自然站立，雙手掌心向上，中指相接置於小腹前。

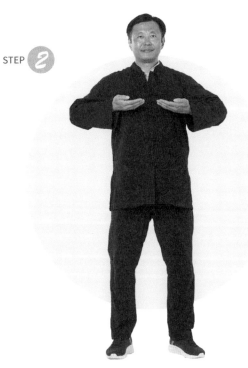

STEP 2

2. 吸氣，雙手上提
   至胸口高度。

STEP 3 4

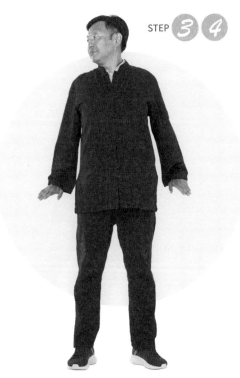

3. 吐氣，雙手翻轉向下，放
   下到身側。

4. 同時雙手掌心向內旋，
   向側後撐，頭也隨之轉向
   右側，盡可能看到右後腳
   跟，持 3 至 5 秒。

5. 放鬆身體回到起始姿勢，
   左右交替為一次。

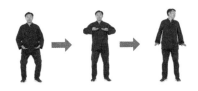

第五段錦：搖頭擺尾去心火

【作用】 有助減輕勞心用腦、情緒浮躁、久坐等問題（動作較複雜困難、彎腰角度量力而為即可）。

STEP **1**

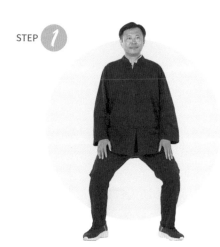

1. 雙腳橫跨一大步，成弓步狀，上半身保持直立，雙手放在膝上方約 15 公分處。

STEP **2**

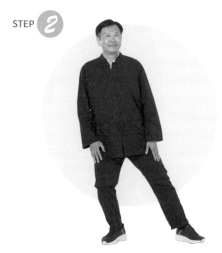
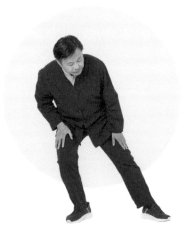

2. 重心轉移至右腳，左腳伸直。吸氣時做彎腰搖頭擺尾狀，將頭由右側慢慢繞圓狀，帶動身體準備轉到左側。

4. 身體保持平行，慢慢轉動上半身由右側移向中央，重心平均
分配於兩腳後方，同時吐氣，身體回正，目光回到前方。

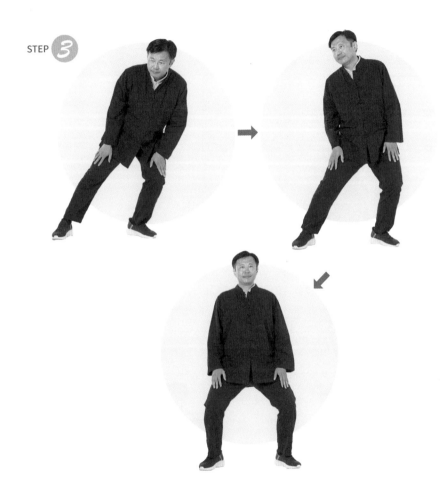

5. 左右交替執行，每次一組。

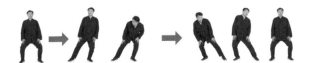

第六段錦：兩手攀足顧腎腰

【作用】 伸展腹部、下背部及雙腳的經絡，透過手部輕撫按摩導引氣血，有助養護腰部及腎臟健康。適合久坐、久站、腰痠背痛的人緩解不適。

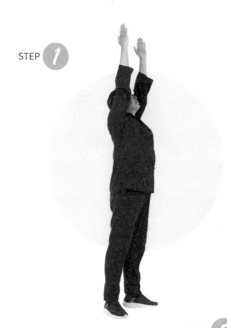

STEP **1**

1. 自然站立，吸氣，兩手伸直上舉至頭頂。雙手交互向上拉伸兩次，拉伸時想像手臂向上抓東西不斷拉長。

STEP **2**

2. 吐氣，手慢慢放下到頭後側，作梳頭樣。

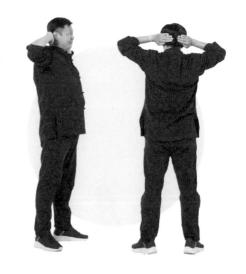

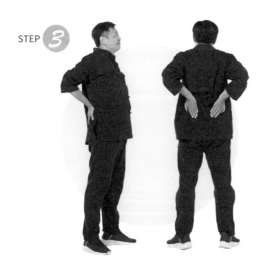

3. 手再順著胸廓兩側往
下，反穿手到腰部，扶
腰後仰。

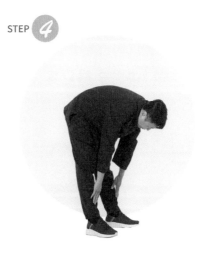

4. 吸氣，手臂慢慢向下摩
臀、後腿、足跟碰地，
平按足背，頭低下。

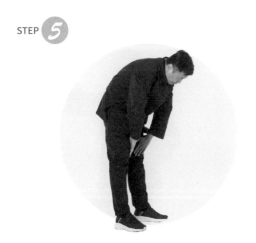

5. 慢慢起身，雙手順著雙腿內
側慢慢輕撫上移，至鼠蹊部時
滑向後腰，直立。

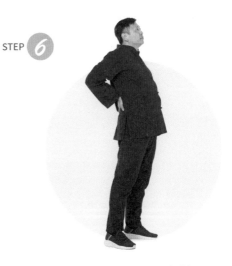

6. 身體回正，放鬆。

第七段錦：攢拳怒目增氣力

【作用】 蹲馬步穩定身體下盤，伸展手部及肩部肌肉，增加上肢肌力。

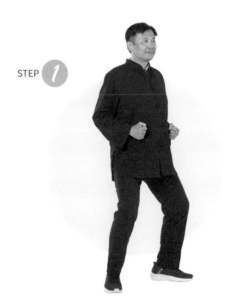

STEP 1

1. 兩腳跨大步約兩個肩膀寬度，兩手輕輕握拳至腰際，呈豎拳狀，馬步下蹲。

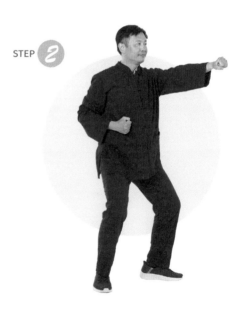

STEP 2

2. 左拳向前迅速推出，拳心轉向下，專注看左拳。

STEP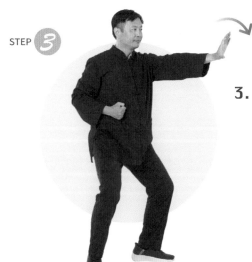

3. 左拳由內向外採抓空氣，右
　拳微向後拉。

STEP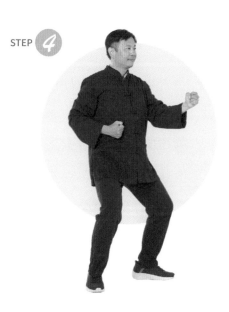

4. 左拳收回，左右拳交換為
　一次。

第八段錦：背後七顛百病消

【作用】提振精神、恢復體力，尤其適用精神疲憊、疲乏無力者。

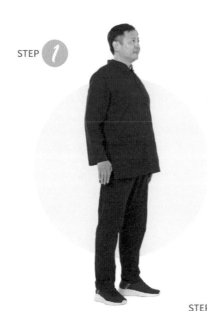

1. 自然站立，雙手自然下垂。

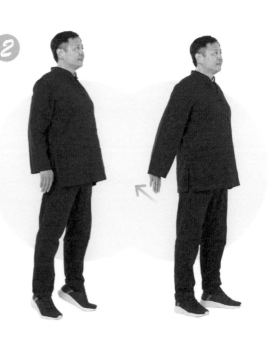

2. 提起腳跟，提臀縮肛，
　兩手掌向下壓地，暫時
　憋住呼吸，全身緊繃，
　停住約 5 秒鐘、手掌向
　側後方按出，全身力量
　突然放鬆，腳掌用力，
　腳跟著地（有「顛」地
　之象）。

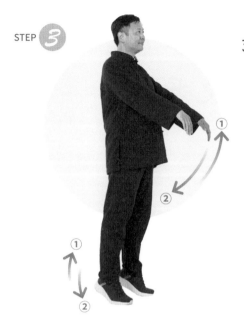

STEP ③

3. 提起腳跟，膝蓋微彎，雙手順勢向前輕輕甩出。然後，再將雙手手掌向後方按出，並同時把腳跟蹬地。

4. 反覆做七次，第七次放下腳跟要輕要慢。

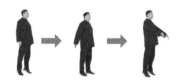

八段錦養生功法影片示範（特別感謝台灣陳氏太極拳總會副總教練暨中國醫藥大學附設醫院中醫傷科郭于賢主治醫師示範。）

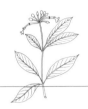

4·3 睡好睡夠，健全免疫力

　　充足的睡眠也是健全免疫力的重要關鍵，《黃帝內經》說：「夫衛氣者，晝日常行於陽，夜行於陰，故陽氣盡則臥，陰氣盡則寤。」配合氣血經絡運行的時間，也應該適當休息。

　　睡眠太少就像機器不斷運轉，最後不斷產熱，缺乏休息，身體不斷產熱就像是身體虛了，卻有發炎的現象，中醫把它形容成陰虛虛熱。當然，睡得太多也不行，並不是一直臥床睡覺就好，《黃帝內經》中說：「久臥傷氣。」睡太久，身體都沒有活動，氣也會停滯下來不運行，對身體也不好。

≫ 從西醫睡眠周期看入睡四階段變化

第一階段

　　也稱為 N1，出現在第一次入睡的時候。這個階段通常只持

續 1 至 7 分鐘。

在 N1 睡眠期間，身體並沒有完全放鬆，身體和大腦的活動會開始減慢。在這個睡眠階段很容易被叫醒，但如果不受打擾，可以迅速進入第二階段。

第二階段

也稱為 N2，身體進入更加柔和的狀態，包括體溫下降、肌肉放鬆以及呼吸和心率減慢。同時，腦波圖顯示出新的模式，眼球運動停止。

第二階段睡眠在第一個睡眠週期可以持續 10 至 25 分鐘，每個 N2 階段在夜間會變得更長。總的來說，一個人通常將大約一半的睡眠時間花在 N2 睡眠中。

第三階段

也稱為 N3 或深度睡眠。這個階段不容易醒來。隨著身體進一步放鬆，N3 睡眠中的肌肉張力、脈搏和呼吸頻率會降低。

在此期間的大腦活動具有可識別的模式，即所謂的 delta 波，也可稱為慢波睡眠。這個階段對於體力恢復非常重要，可以促進身體恢復和成長，而且生長激素分泌最多，還可以增強免疫系統和其他關鍵的身體修復過程，並幫助腦部的洞察思維能力。

在早期睡眠週期中，N3 階段通常持續 20 至 40 分鐘。隨著繼續睡眠，這些階段會變短，而更多的時間會花在後續的「快速動眼期」睡眠。

快速動眼期階段

這個階段大腦活動開始增加，接近清醒時的水平。

與此同時，身體會出現肌張力減退，這是一種暫時性的肌肉麻痺，但有兩個例外：眼睛和控制呼吸的肌肉。雖雙眼緊閉，但看得見其快速移動，這也是為什麼稱為快速動眼期的由來。

快速動眼期睡眠被認為對記憶力等認知功能至關重要。大腦活動的顯著增加，也會容易作夢。在正常情況下，要睡 90 分鐘左右才會進入快速動眼期睡眠階段。

隨著夜晚的繼續，快速動眼期階段變得更長，尤其是在後半夜。雖然第一個快速動眼期階段可能只持續幾分鐘，但後面的階段可能會持續大約一個小時。總的來說，此階段約占成人睡眠的 25%。

≫ 十二時辰經絡養生，半夜不睡影響健康

西醫觀察到這樣的睡眠週期，古人也觀察到經脈氣血運行狀態，隨著時間變化也會有相對應的盛衰變化。因此，後世醫家也

發展出根據十二時辰（子午流注）的不同時間，採用不同經絡甚至穴位的養生方法，是一種「時間醫學」的概念。

　　所以中醫特別重視睡眠，《黃帝內經》中指出「陽氣盡則臥，陰氣盡則寤」，意思是說，在人體的陰陽平衡運行中，當陽氣逐漸減少時，就應該開始進入休息狀態，以便讓身體充分休息和補充能量；當陰氣運行至盡處時，身體也應該開始清醒，逐漸回復到平衡狀態。

　　睡眠的時間和品質都是影響健康的重要因素。根據中醫理論，夜間的子時（晚上 11 點到凌晨 1 點）是身體的陽氣最虛弱的時候，最需要休息和補充能量。

　　同時，中醫學認為，夜間三更之後，是人體陰氣運行的時間，如果在這個時間還在忙碌，會損害身體的陰陽平衡，長期下去也會嚴重影響健康。

4·4 四季食療，吃出抗病力

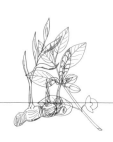

　　春生、夏長、秋收、冬藏，隨著季節變化，因時制宜，每個季節都有其特定的養生方法。《黃帝內經素問·四氣調神大論》說：「故陰陽四時者，萬物之終始也，死生之本也，逆之則災害生，從之則苛疾不起，是謂得道。」就是這個道理。

≫ 春季養生食療：宜平和、養肝

　　春天充滿生機，《黃帝內經》中提到：「春三月，此謂發陳，天地俱生，萬物以榮，夜　早起，廣步於庭，被髮緩形，以使志生；……此春氣之應，養生之道也。」

　　這表示，春天陽氣初起，樹木枝枒開始生長，此時應開始運動身體，舒展身體。

　　根據中醫的五行理論，春季屬木，重視養肝，飲食可以多食綠色食物，例如菠菜、綠色花椰菜、韭菜等。春季天氣乍暖還寒，

藥膳宜平和，不能一味使用溫熱補品。

【時令藥膳】**加味四神湯**　　（1人份，依人數可倍數增加）

成分　淮山5錢、蓮子5錢、芡實5錢、茯苓5錢、薏仁5錢、排骨半斤。

做法　排骨以滾水燙過，取適量的水煮滾後，加入排骨與藥材，大火煮滾，以小火慢慢燉煮約1小時。

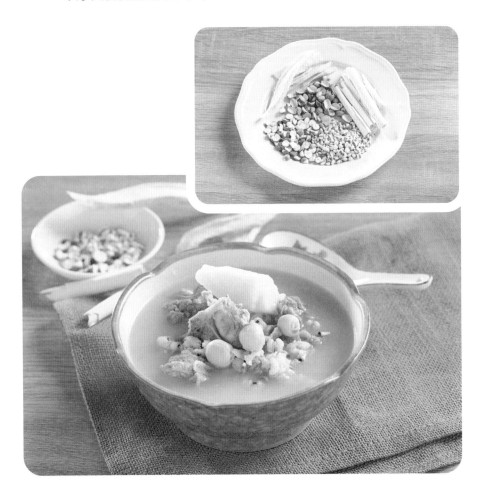

≫ 夏季養生食療：降火、養脾胃

夏天炎熱，《黃帝內經》說：「夏三月，此為蕃秀，天地氣交，萬物華實；夜　早起，無厭於日，使志無怒，使華英成秀，使氣得泄，……此夏氣之應，養長之道也。」

夏天陽氣旺盛，萬物生長，根據中醫的五行理論，夏季屬火，重視養心，除了夏天炎熱，又有所謂「長夏」，濕氣加重，在五行理論屬土，應該要重視養脾胃，所以夏季可以吃些消暑降火的食物如蓮子、綠豆、西瓜等，偶爾喝點冷飲或吃點瓜果消暑，但是要節制，避免損傷脾胃。夏季陽氣旺盛，天氣炎熱，藥膳不要過於溫熱，否則會損傷津液。

【時令藥膳】蘆筍排骨湯　　　（1人份，依人數可倍數增加）

成分 黨參 3 錢、白朮 3 錢、茯苓 4 錢、甘草 1 錢、蘆筍 6 兩、豬小排半斤。

做法

1. 藥材用 1000cc 的水以小火熬煮 30 分鐘，過濾取藥汁備用。

2. 豬小排洗淨切小塊，熱水川燙備用，蘆筍削皮洗淨切小段。

3. 在鍋內放入蘆筍和豬小排，倒入上述藥汁加水蓋過豬小排至少兩公分，放入電鍋以半杯水蒸熟後，再視個人口味酌加鹽巴調味。

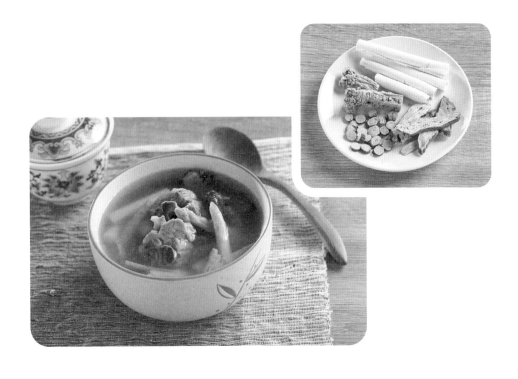

≫ 秋季養生食療：養陰潤肺

　　進入秋季，逐漸轉涼，《黃帝內經》說：「秋三月，此謂容平，天氣以急，地氣以明，早　早起，與雞俱興，使志安寧，以緩秋刑；收歛神氣，使秋氣平，無外其志，使肺氣清，此秋氣之應，養收之道也。」

　　意思是說，秋天天氣乾燥，氣候逐漸轉涼。根據中醫的五行理論，秋季屬金，重視養肺，可以吃些潤肺養陰的食物如白木耳、百合、水梨、山藥等白色食物。秋季涼燥，以滋潤的藥膳為主。

【時令藥膳】洋參銀耳蓮子湯　　（1 人份，依人數可倍數增加）

成分　西洋參 2 錢、白木耳兩朵、蓮子 1 兩、紅棗 10 枚、枸杞 2 錢。

做法　用水浸泡蓮子、白木耳與枸杞，紅棗剝開，白木耳川燙。

　　將泡好的蓮子、燙過的白木耳、撥開的紅棗、西洋參入鍋，加水蓋過
至少兩公分，煮滾後小火燉煮，加入冰糖及枸杞即可食用。

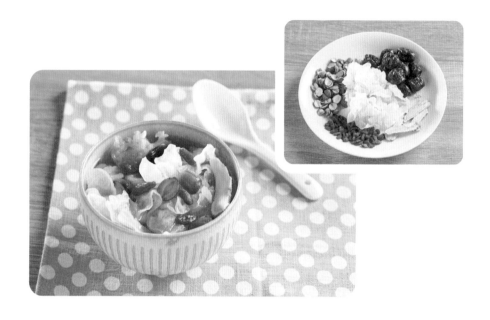

≫ 冬季養生食療：溫補陽氣、養腎

　　到了冬季，天氣寒冷，《黃帝內經》說：「冬三月，此謂閉
藏。⋯⋯早臥晚起，必待日光，⋯⋯去寒就溫，無泄皮膚，使氣亟奪，
此冬氣之應，養藏之道也。」

意思是說，冬天陽氣閉藏，要注意保暖。根據中醫的五行理論，冬季屬水，重視養腎，可以吃些溫補陽氣的食物，如何首烏燉雞、核桃芝麻糊、人參雞湯等。冬季嚴寒，冬令進補可以吃些溫熱的藥膳。

【時令藥膳】十全大補雞湯 （1人份，依人數可倍數增加）

成分 當歸 3 錢、熟地 4 錢、白芍 3 錢、川芎 3 錢、人參 2 錢、茯苓 3 錢、白朮 3 錢、甘草 2 錢、黃耆 3 錢、桂枝 1 錢。

（可以請中醫診所或中藥房調配，桂枝也可改成肉桂，但體質燥熱的人可以減少肉桂劑量。）

做法 將全部藥材放入紗布袋中，紮好開口。

將已川燙的雞肉、乾薑及藥袋放入鍋中，加適量水及米酒，先以大火煮滾，撈除浮沫後改為小火，燉煮約 1 小時，取出藥袋，依照個人口味加鹽調味。

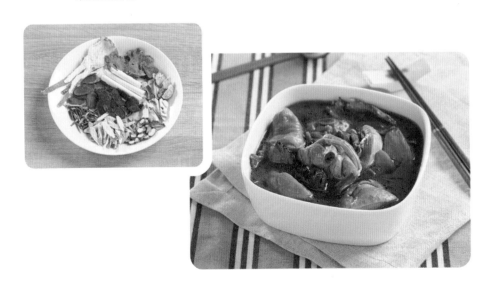

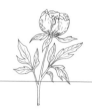

4·5 藥食同源，保健強身

中醫認為「藥食同源」，經過適當的烹調，藥物和食物可以製成具有食療作用的膳食。藥物可以用作食物，食物也可以具有藥用價值，藥物與食物相輔相成，不僅可以滿足口腹之欲，還能夠保健強身、防病治病、延年益壽。

《黃帝內經》中指出：「五穀為養，五果為助，五畜為益，五菜為充，氣味合而服之，以補益精氣。」因此，各種蔬果穀物與肉類，都依照其不同屬性對身體有益。

依照不同食物的寒熱溫涼的性質與辛甘酸鹹苦的五種味道，也可以有類似中藥的四性與五味的作用。

≫ 中醫依四性、五味為飲食藥膳的原則

中醫認為，食物和藥物皆有其性質，分為寒熱溫涼「四性」和辛甘酸鹹苦「五味」。例如，西瓜具有消暑解渴、退火之效，

常被形容為「天然白虎湯」。而中藥方劑「白虎湯」由知母、石膏、粳米、甘草組成，有清熱生津、消渴解煩之功效，用來治療口乾舌燥、高熱煩渴等症狀。西瓜具有類似的性質，就像中藥白虎湯一樣，食用西瓜也能達到消暑解渴退火之效。

中醫治病原則一般採取「寒者熱之，熱者寒之，溫者清之，涼者溫之」。當身體偏寒或表現寒性疾病時，可選用偏熱性的食物；身體偏熱或表現熱性疾病時，可選用偏寒性的食物。

食物的性味應該根據個人體質和病情來調配，不同體質和病情有不同的飲食禁忌。例如，有腹瀉症狀的病患，有些屬於寒濕體質，此時可以食用乾薑等溫熱的食物；有些則因身體濕熱，宜食用偏涼性的薏苡仁來祛濕。同樣的食物對於不同體質的人也會有不同程度的寒熱溫涼之分。

≫ 常見食物的性味分類

寒性食物

任何冰品、西瓜、水梨、柚子、葡萄柚、椰子汁、橘子、柿子、奇異果、火龍果、香蕉、海帶、紫菜、

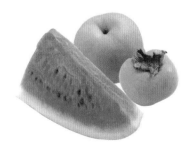

竹筍、筊白筍、荸薺、蘆筍、西洋菜、蛤蜊、過貓菜、大白菜、
蘆薈。

涼性食物

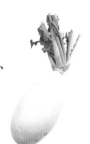

　　山竹、番茄、香瓜、蓮藕、綠豆、白蘿蔔、苦瓜、
黃瓜、絲瓜、冬瓜、瓠瓜、空心菜、莧菜、綠豆芽、
芹菜、萵苣、芥菜、茄子。

溫熱性食物

辛辣物

辣椒、大蒜、薑、芫荽、
沙茶醬、洋蔥。

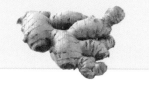

燥熱物

任何燻、炸、燒烤物、茴
香、韭菜、肉桂、羊肉。

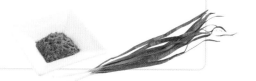

溫熱性水果

龍眼、荔枝、櫻桃、榴槤。

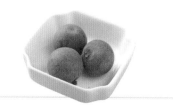

刺激性食物

醃漬品、咖啡、咖哩、酒。

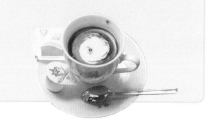

清淡甘平易吸收食物

水果

番石榴、蘋果、葡萄、柳橙、木瓜、草莓、楊桃、甘蔗、
百香果、李子、棗子、枇杷、桑椹。

蔬菜

蓮子、四季豆、豌豆、芋頭、紅豆、黑豆、黃豆、木耳、
銀耳、山藥、馬鈴薯、青江菜、高麗菜、菠菜、紅蘿蔔、
茼蒿、花椰菜、金針菇、
番薯、甜椒、苜蓿芽。

肉類及其他

雞肉、魚肉、豬肉、排骨、豬小腸、雞蛋、豆漿、牛奶、
白米飯。

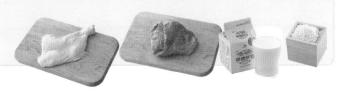

4·6 辨證區分體質，調補免疫力

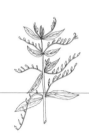

≫ 中醫視不同體質及內外因辨證論治

不論治病或日常保健，中醫都重視「辨證論治」，必須視不同的體質，同時考量「風、寒、暑、濕、燥、火」等外因（也就是西醫常說的細菌、病毒或病原體），還有攸關情緒的「怒、喜、憂、思、悲、恐、驚」等內因，即使罹患同一種疾病，但個人治療及調理方式均不同。

寒性體質

面色較蒼白、四肢容易冰冷、怕冷且喜歡喝熱水、大便常常不成型偏軟稀、小便頻數且顏色淡、婦女多有白帶而質稀、月經常遲來且易腹痛多有血塊、舌苔多白潤且舌質偏淡。

適合吃溫熱性食物，例如人參雞湯等。

熱性體質

臉色較紅、嘴巴容易乾且喜喝涼水、怕熱易出汗、天冷仍穿薄衣、心煩易怒、大便常便秘質硬、小便少且顏色深黃、婦女月經常提早來且量多色較鮮紅、舌質偏紅有朱點，舌苔多偏黃色。

適合吃偏涼性的食物，例如椰子水、西瓜、菊花茶等。

虛性體質

聲音低微、不喜歡說話、不喜活動，動則易喘促、易頭暈心悸、月經延遲且量少色較淡、反覆生病，每次都會拖上一陣子、觸摸手心腳心呈現熱感、午後自覺臉上有烘熱感、口渴但喝水又不多、舌色偏紅、舌苔少或舌體較大邊有齒痕、脈象沉細數弱。

依照氣虛、血虛、陰虛、陽虛，分別適合補益氣血或是滋陰補陽的食物，如黃耆枸杞茶、當歸羊肉、十全大補雞湯等。

實性體質

聲音宏亮、多話、精神亢奮靜不下來、頭重脹痛，煩躁眠差、自覺悶熱四肢倦怠、脘腹悶脹痛不喜觸摸、咳嗽聲響痰液黏稠、局部疼痛有腫塊、經來腹痛血塊、舌質偏暗紅有瘀點，舌苔常厚膩。

適合吃清熱祛濕或活血理氣的食物，例如綠豆、薏仁、山楂茶、玫瑰花茶等。

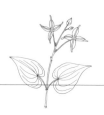

4·7 這樣吃，補得恰到好處

許多人習慣食用補品，然而不是每個人都需要。

市售藥膳當歸鴨、羊肉爐、薑母鴨、燒酒雞有類似的藥材：當歸、人參、枸杞、黃耆、薑、棗等，主要是補氣行氣、補血活血，冬天可以暖身子，但是咽喉腫痛、有黃稠鼻涕及痰、發熱高燒等感冒症狀時，不宜服用。

≫ 哪些人需要考慮攝取藥膳補品？

◇ **容易感冒或疲倦**：以補益肺氣的中藥藥膳為主，如黃耆枸杞紅棗茶。

◇ **容易感到寒冷**，手腳冰冷：以溫補陽氣的中藥藥膳為主，如桂圓紅棗茶、十全大補雞湯。

◇ **經常頭暈或手麻**：以養血理氣的中藥藥膳為主，如四物雞湯。

◇ **大病初癒或術後需要復原**：依照氣血虛弱的情況，適量給予補益氣血的中藥。也可以先從調理脾胃著手，例如四神湯。

◇ **轉骨發育期的青少年**：依照生長發育不同階段，給予補氣、養血、補腎、壯筋骨的中藥藥膳。建議不宜過補，可以從狗尾草雞湯調理脾胃著手。

對於這些族群，攝取適量的補品可以提供所需的營養素，幫助改善身體狀況。不過，仍需諮詢專業中醫師的建議，才能確保攝取的補品種類及劑量適當，避免不必要的風險。

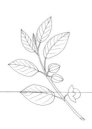

4·8 中藥茶飲，保健好幫手

≫ 依體質選擇中藥茶飲

除了藥膳補品，中藥茶飲也是日常保健的好幫手。不過要提醒飲用中藥茶飲時，應根據體質及需求來選擇，並遵循適量的原則。如有疑慮，應尋求專業中醫師的建議。

> 【中藥茶飲】 **生脈益氣飲**

成分 以人參、麥門冬、五味子等為原料，劑量比例為 1:1:1，建議使用 3 錢（約 10 ～ 12 公克）為主。

做法 加入 1200cc 水，大火煮沸後轉小火煮 20 分鐘，或使用一天的飲水量來煮。

功效 如果平常容易口乾舌燥，可以把人參換成西洋參，有助補益正氣，增強體力，特別是經常需要講話、覺得氣喘吁吁或中氣不足的人，可以適量飲用。

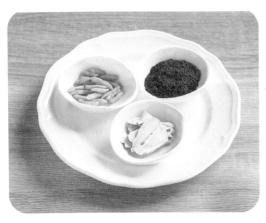 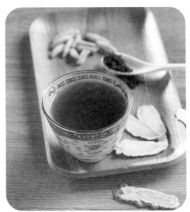

【中藥茶飲】黃耆、枸杞、紅棗茶

成分 以黃耆、枸杞、紅棗為主要原料，分別使用 3 錢、3 錢、5 枚的劑量，容易感冒的人也可以酌加西洋參 2 錢。

做法 加入 1200cc 水，大火煮沸後轉小火煮 20 分鐘，或使用一天的飲水量來煮。

功效 補益肺氣，調節免疫力。

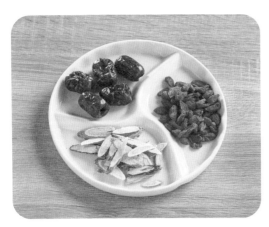 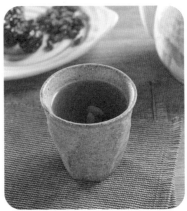

【中藥茶飲】山藥蓮子桂圓茶

成分 以山藥、蓮子、龍眼肉、紅棗等原料為主，劑量分別為 1 兩、5 錢、3 錢、10 枚。

做法 先將山藥削皮切小丁，浸泡備用；將蓮子洗淨後加水煮沸，煮約 20 分鐘後，加入準備好的山藥及浸泡水，續煮 10 分鐘，直到蓮子、山藥變軟。最後加入龍眼肉、紅棗，煮滾後即可飲用。

功效 補脾益氣、安神補血，改善食慾不振、貧血、體虛乏力、失眠等症狀。

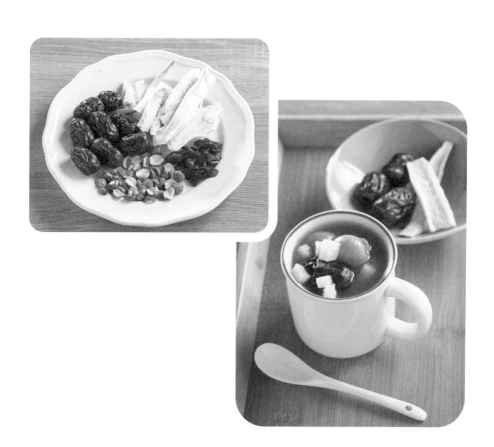

4·9

對症穴位按摩，
減輕不適

經絡穴位按摩對保健養生相當有助益。在《黃帝內經靈樞·經別篇》中指出：「夫十二經脈者，人之所以生，病之所以成，人之所以治，病之所以起，學之所始，工之所止也。」由此可見，人體的生長、疾病生成、治療以及痊癒都與經絡密切相關。

≫ 中醫十大常用穴位與適應症

中醫有所謂十大常用穴位，稱為「十總穴」，涵蓋不同的適應證。穴位按摩的時候用大拇指指腹輕輕按揉至局部痠、麻、脹、痛的感覺（即中醫所謂「得氣」），這十個穴位非常實用，其取穴位置與適應症如下：

列缺穴

【位置】手太陰肺經的穴位，將雙手的
拇指和食指伸開，兩手虎口自
然平行交叉，食指指到在手腕
的上側的橈骨邊。

【作用】中醫說「頭項尋列缺」，可以
用來緩解頭痛或頸部的不適，
也可以用來宣肺平喘，緩解咳
嗽氣喘症狀。

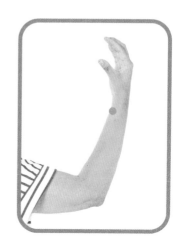

合谷穴

【位置】手陽明大腸經的穴位，位在大
拇指與食指之間（即虎口），
兩指合併時，虎口隆起最高點
處。

【作用】中醫說「面口合谷收」，可以
用來緩解頭面與口腔相關疾
病，例如流鼻涕、鼻塞、頭痛、
牙痛、喉嚨疼痛等不適。

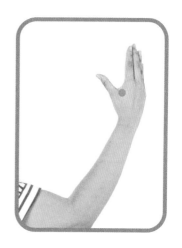

內關穴

【位置】手厥陰心包經的穴位，距離手腕上的橫紋兩寸（約 3 個手指指幅）處，在兩筋之間。

【作用】中醫說「內關心胸胃」，可以用來緩解暈車、胸悶、心悸、噁心、嘔吐、胃痛等症狀。

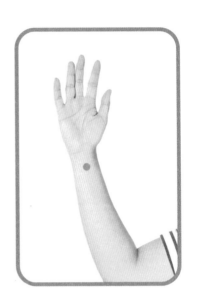

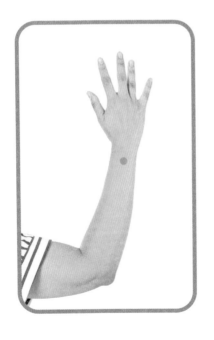

支溝穴

【位置】手少陽三焦經的穴位，手腕背側橫紋直上 3 寸（約 4 個手指指幅）處，兩骨的凹陷之中。

【作用】中醫說「脅肋尋支溝」，可以用來緩解脅肋疼痛、肋間神經炎，也可以改善便祕。

足三里

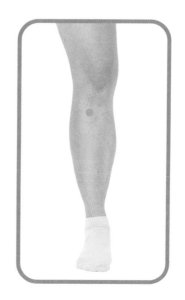

【位置】足陽明胃經的穴位,膝關節有
兩個凹窩(又稱為犢鼻,小牛
鼻子的意思),內側為內犢鼻,
外側為外犢鼻,足三里穴就在
外犢鼻之下 3 寸(約 4 個手指
指幅)處。

【作用】中醫說「肚腹三里留」,可以
用來改善消化功能、食慾不
振、消化不良、胃痛等。

委中穴

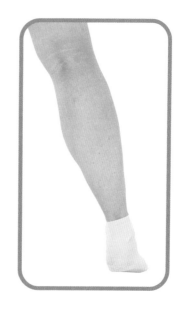

【位置】足太陽膀胱經的穴位,膝蓋後
方,大腿與小腿交會的腿彎處
(膕窩)的橫紋正中央點。

【作用】中醫說「腰背委中求」,可以
用來改善腰痠背痛。

三陰交

【位置】 足太陰脾經的穴位，是足部 3
條經絡（太陰脾經、厥陰肝經、
少陰腎經）交會的穴位。位於
腳踝內側突起處往上 3 寸（約
4 個手指指幅），與脛骨內側
交接處。

【作用】 中醫說「婦科三陰交」，可以
用來改善婦科疾病，如月經失
調、更年期症狀、經前症候群
等。

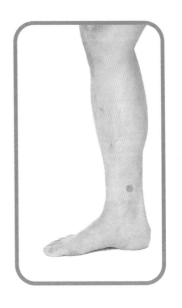

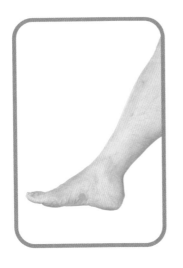

公孫穴

【位置】 足太陰脾經的穴位，腳掌內側、
足弓最高點往腳底方向，與第一
個掌骨交接之處下緣。

【作用】 中醫說「安胎公孫求」，除了安
胎，可以用來緩解腹痛、嘔吐、
腹瀉、減輕生理痛。

陽陵泉

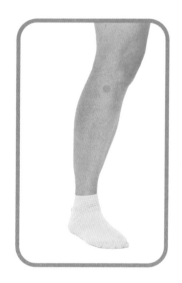

【位置】 足少陽膽經的穴位，小腿外側，腓骨頭前下方位於兩骨頭交接處的凹陷處。

【作用】 中醫說「外傷陽陵泉」，除了筋骨外傷可以使用，也可以用在肝膽疾病。

阿是穴

【位置】 阿是穴沒有固定的經絡位置，凡是氣血不通造成的症狀，壓到那裡，「阿」地慘叫一聲，連聲說「是、是、是」的，就是阿是穴，並非真的穴位，而是局部治療的部位，也就是《黃帝內經》所說的「以痛為腧」。

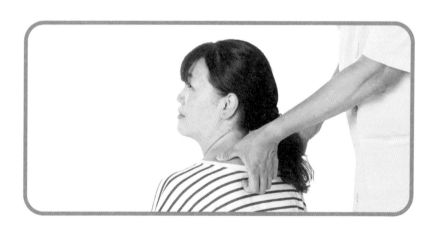

【作用】 中醫說「阿是不可缺」，可以局部消炎、局部止痛。

前總統府資政陳立夫百歲養生哲學

養生在動，養心在靜，飲食有節，起居有時。

物熟始食，水沸始飲，多食果菜，少食肉類。

頭部宜冷，足部宜熱，知足常樂，無求乃安。

平衡免疫力
——中西醫共治免疫疾病，以科學實證扶正袪邪，打造不生病體質！

作　　者／顏宏融、張靜慧

選　　書／林小鈴

主　　編／梁瀞文

行銷經理／王維君

業務經理／羅越華

總 編 輯／林小鈴

發 行 人／何飛鵬

出　　版／原水文化

　　　　　台北市民生東路二段141號8樓

　　　　　電話：（02）2500-7008　傳真：（02）2502-7676

　　　　　網址：http://citeh2o.pixnet.net/blog E-mail：H2O@cite.com.tw

發　　行／英屬蓋曼群島商家庭傳媒股份有限公司城邦分公司

　　　　　台北市中山區民生東路二段141號2樓

　　　　　書虫客服服務專線：02-25007718；25007719

　　　　　24小時傳真專線：02-25001990；25001991

　　　　　服務時間：週一至週五9:30～12:00；13:30～17:00

　　　　　讀者服務信箱E-mail：service@readingclub.com.tw

劃撥帳號／19863813；戶名：書虫股份有限公司

香港發行／香港灣仔駱克道193號東超商業中心1樓

　　　　　電話：852-2508-6231 傳真：852-2578-9337

　　　　　電郵：hkcite@biznetvigator.com

馬新發行／城邦（馬新）出版集團 Cite (M) Sdn Bhd

　　　　　41, Jalan Radin Anum, Bandar Baru Sri Petaling,

　　　　　57000 Kuala Lumpur, Malaysia.

　　　　　電話：(603)90563833　傳真：(603)90576622

　　　　　電郵：services@cite.my

封面設計／大貓

內頁設計／大貓

攝　　影／子宇影像

照片提供／顏宏融

印　　刷／卡樂彩色製版印刷有限公司

初　　版／2023 年 9 月 28 日

初版2.5刷／2024 年 1 月 31 日

定　　價／520 元

Ｉ Ｓ Ｂ Ｎ／978-626-7268-52-0

國家圖書館出版品預行編目資料

平衡免疫力——中西醫共治免疫疾病，以科學實證扶
正袪邪，打造不生病體質！/顏宏融, 張靜慧合著. -- 初
版. -- 臺北市 : 原水文化出版 : 英屬蓋曼群島商家庭傳
媒股份有限公司城邦分公司發行, 2023.09
　　面；　公分. -- (悅讀健康系列)
ISBN 978-626-7268-52-0(平裝)

1.CST: 免疫力 2.CST: 健康法 3.CST: 中西醫整合

411.1　　　　　　　　　　　　　　　112012887